MÉTALLOTHÉRAPIE.

TRAITEMENT

DES

MALADIES NERVEUSES,

PARALYSIES, CONVULSIONS, NÉVRALGIES, SPASMES, ASTHME, MIGRAINE, GASTRALGIE, RHUMATISME, PALPITATIONS, HYSTÉRIE, HYPOCHONDRIE, ÉPILEPSIE, DÉLIRE, MONOMANIE, ETC. ETC.;

APPAUVRISSEMENTS DU SANG, ANÉMIE, CHLOROSE,

PAR LES MÉTAUX

fer, cuivre, zinc, or, argent, etc.,

à l'intérieur et à l'extérieur;

DÉCOUVERTE

du Dr V. BURQ.

ACADÉMIE DES SCIENCES.

Séances des 4 février 1850. — 25 février 1851. — 18 mai 1852, et 8 mars 1853.

ACADÉMIE IMPÉRIALE DE MÉDECINE.

Séances du 4 juin 1850. — 25 février et 19 août 1851. — 1er juin 1852. — 26 avril et 17 mai 1853.

Cinq années de succès

dans les plus grands hôpitaux, à Paris et à Londres.

Récompense du Gouvernement en 1849 et 1850.

EXTRAIT de la MÉTALLOTHÉRAPIE

du Dr V. BURQ.

CHEZ GERMER BAILLIÈRE, LIBRAIRE,

Paris, rue de l'École-de-Médecine, 17.

DÉPOT A LA PHARMACIE MÉTALLIQUE, RUE VIVIENNE, 45.

Br. in-8° avec pl.; prix, 1 fr. 50 c.

1854

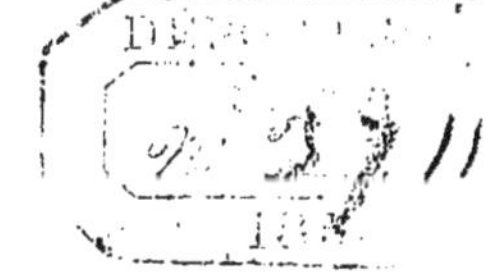

INTRODUCTION.

Depuis bientôt cinq années, tous les journaux de médecine, les bulletins des académies, et les organes les plus importants de la presse politique, ont fait connaître, en France et à l'étranger, les nombreux travaux de M. le Dr V. Burq sur le CHOLÉRA, les CRAMPES DES CHOLÉRIQUES, les CONVULSIONS DES ENFANTS, la CHLOROSE, les MALADIES NERVEUSES, MENTALES et CHRONIQUES, etc., ainsi que la DÉCOUVERTE qui a été faite, par ce médecin, de propriétés assurément très-consolantes que possèdent CERTAINS MÉTAUX, *presque toujours sous la forme de simples applications,* pour prévenir ou guérir ces différentes et souvent bien cruelles maladies.

Sa doctrine, ses idées sur les différents désordres du système nerveux, ses vastes recherches sur le choléra, ses expériences, depuis 1848, dans les plus grands hôpitaux, à l'HÔTEL-DIEU, à la SALPÊTRIÈRE, au VAL-DE-GRACE, à la MAISON IMPÉRIALE DE SANTÉ, à l'HÔPITAL COCHIN, NECKER, etc., le Dr Burq les a largement exposées d'abord au sein même de la Faculté de Médecine, dans sa thèse inaugurale, qui a dû y laisser quelques souvenirs, puis dans une série de vingt-quatre notes ou mémoires aux deux Académies des sciences et de médecine, et, en dernier lieu, dans une brochure destinée à servir de pierre d'attente à une œuvre plus considérable.

Depuis la date de ces premières publications, le Dr V. Burq s'est déjà créé un grand nombre d'imitateurs en France et en Angleterre, et les encouragements les plus honorables lui ont été donnés par des professeurs et des médecins célèbres : MM. Rostan, Michel Lévy, Tardieu, Monod, Martin-Solon, Nonat, etc., qui ont eu souvent recours à ses métaux pour leurs malades de la ville et des hôpitaux.

Aujourd'hui donc, que la MÉTALLOTHÉRAPIE paraît bien définitivement acquise à la science et à la pratique, nous avons pensé qu'il était aussi utile qu'indispensable d'ouvrir une officine spéciale, où médecins, pharmaciens et malades, pourraient se procurer tous les APPAREILS, ARMATURES, BROSSES, VERGES, etc., ainsi que les POUDRES et PRODUITS MÉTALLIQUES, qui servent au nouveau traitement.

Si nous sommes assez heureux pour aider de la sorte à la propagation de cette découverte, nos sacrifices seront déjà compensés par l'utilité qu'il en résultera pour les malades, non moins que par la satisfaction qu'y trouvera notre cœur.

A. BURQ *père*, pharmacien,
rue Vivienne, 45.

PRÉLIMINAIRES.

La découverte du Dr Burq se compose, dans ses différentes applications aux maladies aiguës et chroniques du système nerveux, de deux parties bien distinctes :

1° D'une question de doctrine,

2° D'une question d'application.

La première, entièrement propre à l'auteur, aussi bien que la seconde, ne le cède en rien à celle-ci par son importance ; car non-seulement elle constitue une grande satisfaction d'esprit pour tous ceux qui ont eu à souffrir de l'obscurité profonde qui, depuis les premiers âges de la médecine, n'a cessé d'envelopper tous les phénomènes de la pathologie nerveuse, mais parce qu'en faisant connaître le véritable siége, la cause *hélas ! toujours ignorée jusqu'ici* des NÉVROSES, elle nous éclaire à la fois et sur les déceptions du passé, et sur ce qu'il convient de faire à l'avenir.

Hier encore la qualification de NERVEUSES, appliquée à toutes ces affections qui ont nom, dans les livres et dans la science, de *migraine, spasmes, névralgies, gastralgie, rhumatime, hystérie,* etc., ou bien d'*hypochondrie, délire, monomanie,* etc., etc., signifiait, en effet, obscurité dans la cause et les effets, inintelligence complète des symptômes, impuissance radicale du médecin ; tandis qu'aujourd'hui, grâce aux progrès accomplis par le Dr Burq, la névrose a cessé d'être l'opprobre de l'art : ce n'est plus ni le *Protée,* ni le *Caméléon* de Sydenham, le père de la médecine anglaise, mais un état morbide parfaitement défini, si logique même dans toutes ses manifestations, qu'il n'est pas une seule maladie qui lui soit supérieure sous ce rapport. Ces assertions, le Dr Burq se chargera lui-même de les démontrer, lorsque nous reprendrons, dans son livre, tout ce qui a rapport à sa nouvelle doctrine des névroses, ainsi qu'à l'origine de sa découverte, et le lecteur ne sera pas médiocrement surpris de voir que tous les phénomènes qui avaient le privilége de fixer l'attention exclusive des malades et des médecins, et que l'on prenait pour la maladie toute entière, ne sont que la conséquence d'autres symptômes qui malheureusement passaient toujours inaperçus ou dédaignés.

La question d'application est elle-même complexe. « En effet, elle comprend, d'un côté, l'administration intérieure des substances métalliques, oxydes ou sels de fer, de *zinc, manganèse, cuivre, or, argent,* etc. ; c'est là ce que l'auteur appelle la MÉTALLOTHÉRAPIE INTERNE, méthode de traitement déjà fort en faveur depuis longtemps, ainsi que l'attestent les innombrables formules métalliques des médecins de toutes les époques, mais où le choix du métal convenable, qu'il s'agisse de la chlorose ou de toute autre maladie nerveuse, *hystérie, hypochondrie, névralgie,* etc., cesse d'être abandonné aux hasards de l'empirisme le plus aveugles ;

De l'autre, c'est la MÉTALLOTHÉRAPIE proprement dite, méthode externe toute de l'invention du Dr Burq, qui arrive plus sûrement et plus vite aux mêmes résultats, à l'aide d'une simple application extérieure des mêmes métaux, sous une forme ordinairement agréable aux malades, *bagues, colliers, bracelets,* ou qui, au moins, ne peut leur inspirer aucune répugnance (*armatures métalliques*) (1).

Les deux méthodes se prêtent un mutuel appui; mais la *métallothérapie* externe, lorsqu'elle peut suffire, est infiniment préférable, car, à l'avantage d'offrir plus de sûreté dans ses effets, et de les faire beaucoup moins attendre, elle réunit l'immense avantage de ne jamais produire ni désordre ni fatigue, alors même qu'elle ne réussit pas. Nous supposons, bien entendu, la *métallothérapie* interne appliquée d'après les nouvelles indications du Dr Burq; car autrement, avec l'ancienne médecine, qui donne *sans motif* à tel malade le fer, à tel autre le manganèse, à celui-ci le zinc, l'or, etc., il ne peut y avoir aucune comparaison.

---

(1) L'usage externe des métaux, il faut aussi le reconnaître, dans l'intérêt même de la découverte du Dr Burq, n'est pas tout à fait nouveau en médecine; mais, d'un côté, ces agents y sont presque toujours passés inaperçus sous divers déguisements empruntés tantôt à la CABALISTIQUE, tantôt aux fluides impondérables, ÉLECTRICITÉ, MAGNÉTISME, etc., tandis que de l'autre, ils obtenaient rarement au delà d'une vogue éphémère par *le défaut d'appropriation du métal* à *l'individu malade,* comme dans la métallothérapie interne de tous les jours, l'*insuffisance habituelle* des *surfaces d'application,* les *efforts même que l'on faisait pour les douer de prétendues vertus,* disons mieux, d'ENTRAVES MAGNÉTIQUES OU ÉLECTRIQUES, et surtout *par le vice de leur application presque toujours loin du véritable siége de la maladie.* Témoins 1° les ANNEAUX CONSTELLÉS de PARACELSE, simples bagues de 1° *fer,* 2° *cuivre,* 3° *plomb,* 4° *argent,* 5° *or,* suivant que les individus étaient censés sous les INFLUENCES ASTROLOGIQUES de 1° MARS, 2° VÉNUS, 3° SATURNE, 4° de la LUNE, 5° et du SOLEIL;

2° Les BAIGNOIRES de POMME, dans lesquelles ce médecin fameux ne vit jamais que l'eau de ses BAINS PROLONGÉS, bien qu'un abbé fort avisé de son époque eût déjà remarqué que ceux-ci agissaient mieux lorsque les appareils étaient en CUIVRE;

3° Les ARMURES AIMANTÉES du dernier siècle (plaques d'acier), où le MAGNÉTISME-*aimant* n'intervient que pour commencer l'usurpation malheureuse des fluides impondérables sur les métaux;

4° Les AIGUILLES à PERKINISME, du commencement de ce siècle, et celles à ACUPUNCTURE, qui nous ont été importées de la CHINE et du JAPON, et eurent, à Paris surtout, tant de succès dans les mains habiles de M. le professeur Cloquet;

5° Les ANNEAUX de GEORGET, contre la migraine, qui jouissent encore d'une certaine faveur, malgré près de trente années d'existence;

6° Tous les appareils, PLAQUES, SONDES, CHAINES, TISSUS, CATAPLASMES, BUSCS DE CORSET, etc. etc., prétendus *électriques, galvaniques* ou *magnétiques,* par un grand nombre d'inventeurs, où l'on voit surtout les noms célèbres de MM. Raspail et Récamier, mais qui n'ont dû ou ne doivent encore leur action qu'aux seuls métaux *cuivre* et *acier,* dont ils se composent invariablement;

7° Enfin une foule de pratiques populaires, telles que les médailles de cuivre contre le choléra, les tubes remplis de mercure pour la même préservation, l'application de divers objets de métal le plus souvent très-vulgaires, PELLE, PINCETTES, CLEFS, etc., contre les crampes, les névralgies, etc.; les BOUCLES D'OREILLES chez les enfants, en vue surtout de certaines ophthalmies, et l'application même de divers BIJOUX, BAGUES, COLLIERS, BRACELETS d'acier surtout, etc. etc. (Voyez p. 26.)

Du reste, hâtons-nous de le dire par anticipation, le Dr Burq ne prétend pas du tout à faire une panacée, une sorte d'eau distillée, de sa méthode, et lorsque la *métallothérapie* externe n'a aucune chance de succès, ce que ses explorations ne manquent presque jamais de lui dire par avance, ses observations et sa clinique (1) sont là pour attester qu'il sait user des diverses ressources que présente l'ancienne et surtout la nouvelle médecine, où l'*électricité*, le *magnétisme*, la *gymnastique*, l'*hydrothérapie*, etc. etc., occupent aujourd'hui une si grande place.

DÉCOUVERTE DU DR BURQ.

Origine de sa doctrine et de ses applications métalliques dans les différentes maladies du système nerveux.

Du temps où le savent Bordeu écrivait, avec une modestie qui n'appartient qu'à l'homme d'un savoir véritable, *qu'il donnerait volontiers tous les livres de sa bibliothèque pour une seule page qui lui enseignerait seulement à guérir la migraine*, les médecins et les malades en étaient encore à penser, comme au temps d'Hippocrate et comme de nos jours, que le *véritable siége* de la *migraine* est à la tête, celui de la *gastralgie* à l'estomac, des *palpitations* au cœur, de la *sciatique* dans les jambes, de l'*hystérie* dans l'utérus de la *folie*, dans le cerveau, etc. etc., et aussi chacun de s'efforcer toujours d'atteindre le mal supposé sur ces divers organes, qui, avec des frictions diverses, celui-ci avec un vésicatoire, un autre par un topique, voire même par un traitement barbare, avec des raies de feu, des moxas, des cautères, etc. Heureux ensuite les malades, dit le Dr Burq, qui avaient la chance d'échapper à toute la série de ces médicaments prétendus *antispasmodiques*, et qui n'eurent jamais d'autre avantage que d'affecter très-péniblement le goût ou l'odorat.

Mais voici venir le Dr Burq ! Le hasard, ou pour mieux parler, la Providence, qui se sert quelquefois des plus humbles pour doter l'humanité d'un nouveau bienfait, lui a mis dans les mains de bonnes aiguilles d'acier et de platine, et un *dynamomètre*. Le nouveau venu dans la science s'en sert pour mesurer la *sensibilité* et la force *musculaire* des *gastralgiques*, des *hypochondriaques*, des *névralgiques*, des *hystériques*, des *lypémaniaques*, etc. etc., et chez tous ces malades, sans exception, le Dr Burq les trouve l'une et l'autre affaiblies dans une proportion égale, mais en sens inverse, à l'intensité même des désordres névralgiques, spasmodiques, etc. etc., désordres que l'auteur appelle *positifs* ou *sthéniques*, par opposition aux précédents, qu'il nomme *négatifs* ou *asthéniques*.

(1) *Clinique publique du* Dr Burq, *rue Saint-Honoré*, 123, *cour d'Aligre*.

Ainsi pour ce malade qui n'a qu'une *migraine* ou quelques palpitations périodiques, des *douleurs* dans le trajet d'un nerf, quelques *spasmes* dans un ou plusieurs muscles, etc., *migraine, douleurs et spasmes*, dont l'intermittence et le déplacement habituel constituent le caractère distinctif, un peu d'obtusion seulement dans la sensibilité de la peau à la région externe des avant-bras, une légère diminution dans la force musculaire des mêmes parties; tandis que chez un hypochondriaque renforcé, une hystérique, un aliéné, dont la vie est en proie aux plus violents désordres, il existe, dans l'intervalle des accès, du côté des bras et des jambes, et souvent aussi sur d'autres parties du corps, une perte complète de la sensibilité cutanée, et une faiblesse musculaire telle que si ce n'est point encore de la paralysie, cette terrible affection ne se fera pas longtemps attendre. Et cependant que de malades, complétement insensibles aux piqûres les plus profondes, qui se croyaient tout au plus un peu de faiblesse dans les muscles! Plusieurs même, parmi celles dont la sensibilité morale ou la sensibilité physique est le plus cruellement exaltée, à certains jours et à certaines heures, ont par cela même beaucoup de peine à croire à leur insensibilité partielle, et il en est qui vont jusqu'à s'irriter d'avance de cette sorte d'accusation de *ladrerie;* mais lorsque les plus malheureuses ont vu leur peau traversée de part en part, sans en avoir quelquefois seulement la conscience, et sans qu'une seule gouttelette de sang vienne attester ensuite le passage de l'aiguille, alors le trouble profond de la sensibilité leur apparaît dans toute sa triste réalité, et peu s'en faut qu'elles ne s'en prennent à la médecine de les avoir laissées tomber dans un pareil état.

Pendant que le Dr Burq se livre à ses explorations, et qu'il en fait connaître les résultats dans les principaux organes de la presse scientifique, ses confrères, qui avaient toujours laissé passer inaperçus ces différents désordres, qui ont nom maintenant dans la science d'ANESTHÉSIE pour le cas ou le sentiment du tact et de la douleur sont perdus tous deux, d'ANALGÉSIE lorsque le sentiment du tact persiste seul (c'est le plus fréquent), et d'AMYOSTHÉNIE lorsque le système musculaire n'en est encore qu'au premier degré de la paralysie, ou qui, les ayant rencontrés fortuitement dans les cas les plus graves, les avaient à peine notés comme une obscurité de plus à ajouter avec tant d'autres; les médecins, dis-je, de se demander à quoi bon de semblables recherches, et qu'importe pour beaucoup, aujourd'hui encore, que leurs malades aient un peu plus ou un peu moins de force et de sensibilité!... Qu'importait aussi au Dr Burq, qui n'avait pu rien apprendre à cet égard dans les livres de ses maîtres, l'*analgésie,* l'*anesthésie* ou l'*amyosthénie* des sujets soumis au début de son observation!

Mais voilà qu'un jour (c'était à la fin de 1849) l'administration supérieure des hôpitaux, reconnaissante des services rendus par les armatures sur les cholériques de la dernière épidémie (voyez les expériences et les vastes recherches du Dr Burq sur la PRÉSERVATION et le TRAITEMENT du CHOLÉRA par les MÉTAUX, chez Germer Baillière, rue de l'École-de-Médecine, et à la pharmacie métallique, brochure in-8°), autorise leur auteur à faire des essais sur les *hystériques* incurables de la Salpêtrière : le Dr Burq s'empresse de transporter son arsenal métallique dans ce vaste hôpital.

Cinq malades lui sont confiées parmi les plus incurables de la division des hystéro-épileptiques : ce sont les demoiselles *Verdelet, Valois, Lh...*, *Peffert* et *Sylvain*. Toutes ces malades, bien que la plus âgée n'ait pas encore trente ans, sont déjà d'anciens hôtes de la Salpêtrière, et il ne se passe guère de semaine qu'elles n'aient, deux et quatre jours de suite, ce qu'on y appelle un *état de mal*, état dans lequel les plus effroyables désordres *hystériques, épileptiques* et *délirants*, se partageant ensemble ou tour à tour leur misérable existence, obligent à les séquestrer dans des loges séparées. Aussi existe-t-il chez toutes ces malades une amyosthénie considérable, passée presque à l'état de paralysie chez l'une d'elles, Sylvain, et une diminution de la sensibilité de la peau et des muqueuses telle, que les membres supérieurs surtout seraient comme des appendices inutiles, s'ils n'étaient guidés, dans tous leurs mouvements, par le secours des yeux. En outre il ne reste plus de trace ni du goût ni de l'odorat, et toutes les muqueuses peuvent être chatouillées ou pincées impunément. A la vue d'aussi cruelles infortunes, le Dr Burq, averti d'ailleurs que, avant son arrivée, trois malades à peine, sur un chiffre de plusieurs centaines, avaient pu sortir de ce tombeau anticipé, dans un espace de dix années, hésite à tenter une guérison qui lui parait dès l'abord impossible, et ce n'est qu'en faisant effort sur lui-même, et par humanité, qu'il se décide à offrir ses armatures comme *un moyen propre peut être* à remplacer les camisoles de force et autres liens pour contenir les malades. Ce n'est qu'un simple moyen contentif, et tout au plus un palliatif, que propose le Dr Burq ; quant à la possibilité d'une guérison, il n'y songeait même pas. Ces offres de la métallothérapie étaient trop modestes pour blesser la vanité du chef du service, qui en était venu à conclure à l'impossibilité d'une guérison par l'inutilité de ses prescriptions, et le même jour le Dr Burq put se mettre à l'œuvre. Ce qu'il en arriva offre un si grand intérêt, que nous croyons devoir reproduire textuellement le passage de la métallothérapie qui s'y rapporte.

Expériences du Dr BURQ dans les hôpitaux.

(SALPÊTRIÈRE 1849).

Les armatures dont nous nous sommes servi à cette occasion étaient faites de cuivre jaune ou laiton laminé, *seul métal que nous eussions jusqu'alors employé*, et composées de deux anneaux de 10 à 12 centimètres de large pour chaque membre, d'une couronne pour la tête, et de deux grandes plaques pour le tronc ; celles-ci réunies seulement en avant et en arrière par un ressort d'acier pour faciliter leur application.

Du 10 novembre à la fin de décembre suivant, le métal ne fut presque jamais appliqué qu'au moment des accès ou convulsions hystériques, ou pendant les prodromes qui les annonçaient habituellement.

Sur trois malades, Lh..., Valois et Verdelet, ses effets furent si puissants, qu'on obtenait *à volonté* le retour ou la disparition soit générale, soit partielle, mais immédiate, des phénomènes convulsifs.

La quatrième malade, Peffert, n'éprouva qu'une légère diminution dans la durée et la violence de ses attaques ;

Et chez la dernière, Sylvain, qui offrait tantôt des spasmes très-violents du côté des organes thoraciques, et tantôt de très-fortes attaques d'hystérie, le laiton, à quelque moment et sous quelque forme qu'il fût mis en usage, n'eut jamais aucune espèce d'action.

Le métal ne se montra jamais capricieux et ses effets furent constamment les mêmes, si bien que les trois premières malades, habituées à voir leurs attaques avorter par l'application de nos armatures, négligèrent rarement de s'en servir à la moindre menace de nouvel accès, et que les deux autres, Peffert et Sylvain, après avoir tout fait pour être aussi heureuses que leurs compagnes, finirent par y renoncer.

Pendant ce temps, une sixième malade la demoiselle Seguerlay, que des vomissements nerveux presque continuels et une paraplégie de même nature retenaient, depuis plusieurs mois, à l'infirmerie du Pavillon, et qui, plus épileptique encore que les autres, n'avait pu nous déterminer à nous occuper d'elle sérieusement, s'empare des anneaux de Sylvain, sa voisine, et, autant par curiosité que par jalousie peut-être, elle se les applique plusieurs fois la nuit, à l'insu de tout le monde. Au bout de quelques jours, la malade s'accuse elle-même de ce *larcin*, et nous dit, nous croyons d'abord que c'est pour le faire pardonner, qu'elle en éprouve une amélioration notable. Nous rions presque en nous-même de ses *innocents efforts*, et nous nous contentons, sans les encourager, de lui laisser la liberté de les continuer.

Cependant un mois s'était à peine écoulé depuis que nos quatre malades avaient commencé à s'appliquer les armatures, que déjà leurs attaques semblaient s'éloigner et durer un peu moins de temps qu'à l'ordinaire. Curieux alors de voir ce que devenait sous le laiton l'anesthésie, dont l'étendue et la profondeur commençaient à nous paraître toujours en rapport avec la force et la fréquence des accès hystériques, nous remarquons, sans trop d'abord y prendre garde, que chez toutes celles dont les attaques sont maîtrisées par le laiton, ce métal ramène bientôt la sensibilité d'abord sur le lieu même de son application, puis au voisinage ; de telle sorte qu'après une attaque qui s'était entièrement passée sous les anneaux, un *fourmillement*, venant à la fin, nous annonçait invariablement que toutes les parties qu'il envahissait, et c'étaient surtout celles où régnait auparavant l'anesthésie, étaient devenues sensibles. Peu importait d'ailleurs, pour l'action du métal, quelle que fût la surface ou le lieu de son application, et l'effet n'en était pas moins rapide avec un simple dé à coudre qu'avec un très-large anneau : la différence portait alors seulement sur l'étendue des parties de la peau qui avaient recouvré la sensibilité (1).

A la fin de décembre, des motifs tout de convenance (c'était l'absence du chef de service) nous parurent réclamer notre éloignement momentané de la Salpêtrière. Nos malades se montrèrent d'abord fort affligées de cette brusque interruption dans leur traitement, mais elles furent rassurées par notre formelle promesse de revenir bientôt, et surtout par nos soins à laisser les armatures à leur libre disposition ; pas besoin n'était de leur recommander de ne pas en négliger l'usage : habituées à y trouver du soulagement, elles avaient fini par croire les premières à leur vertu curative (*douce illusion*, que nous n'avions pas eu le courage de leur enlever, nous qui nous obstinions à ne voir dans leur amélioration qu'une simple coïncidence), et s'il arrivait que l'une d'elles fût surprise par une attaque, aussitôt ses compagnes de traitement accouraient pour les lui appliquer.

Après un mois et demi d'absence, nous revînmes à la Salpêtrière, ne doutant pas que toutes nos malades, semblables à ce malheureux de la fable qui n'était jamais plus loin du but que lorsqu'il se croyait plus près de l'atteindre, ne fussent déjà retombées dans leur premier état. Mais quel ne fut pas à la fois notre étonnement et notre joie d'apprendre que, grâce à trois ou quatre nouvelles applications de quelques heures, les trois hystéro épileptiques, Verdelet, Valois et Lh.., qui, au moment de notre arrivée, ne passaient

(1) Consulter pour plus de détails une note que nous avons adressée à l'Académie des sciences, intitulée *Note pour servir à l'étude des effets physiologiques et thérapeutiques des armatures métalliques*, ou de l'*Influence de certains métaux sur la paralysie nerveuse* (*Gazette médic.*, février 1850).

guère de jour sans attaques, n'avaient presque plus été malades après notre départ, et que Seguerlay, qui avait vu tous ses spasmes disparaître, en même temps que revenir le mouvement dans ses jambes, n'avait plus eu un seul vomissement depuis la même époque, et devenue maintenant une des plus fortes de la division, occupait l'emploi d'une fille de service. La demoiselle Lh..., plus lettrée que ses compagnes, nous offrit le même jour une sorte de registre d'observations, que nous avons encore, où l'on ne trouve consignés pour cette malade que quelques spasmes sans importance, et pour Valois une seule attaque de nerfs provoquée par un acte de violence. Bien mieux, les accès d'épilepsie, quoique, nous l'avons dit déjà, s'étant produits plusieurs fois au début jusque sous les armatures, n'y occupaient presque pas de place, et Lh... était la seule qui eût eu le triste privilége d'en ressentir encore deux ou trois atteintes. Toutes ces malades, désormais en voie de guérison, nous ne pouvions plus le méconnaître, nous accusant ce retour à la force musculaire dont Seguerlay nous offrait le si heureux exemple, nous nous empressons de rechercher l'état de leur sensibilité, et ces pauvres filles, que deux mois auparavant nous lardions impunément, à l'exception de Seguerlay, de coups d'épingle sur la peau et différentes muqueuses, souffrent alors du moindre pincement de la peau et de la plus légère piqûre: leurs sens sont tous bien ouverts, et il ne nous est plus possible, comme autrefois, de leur enfoncer profondément une cuiller dans la bouche ou une plume dans le nez, sans provoquer aussitôt les efforts de vomissement ou l'éternument et l'écoulement des larmes.

Frappé alors d'un trait de lumière, nous interrogeons la sensibilité de Sylvain, de Peffer et de plusieurs autres malades; aucune d'elles n'avait éprouvé d'amélioration, et aussi toutes étaient anesthésiques au même point. Dès lors comment ne pas reconnaître que cette anesthésie si constante dans l'hystérie, et par conséquent aussi dans toutes les névroses que celle-ci résume, était le phénomène le plus important et la base en quelque sorte de la maladie; que la diminution de la sensibilité constituait une nouvelle mesure, une sorte de *pouls nerveux*, propre en général à fournir le degré de l'affection, et que, comme il avait toujours été impossible d'agir sur la névrose, sans avoir sur elle la même action, la métallothérapie devait s'en servir à l'avance comme d'une *pierre de touche* pour l'indication du métal. Alors pourquoi toutes ces applications d'essai, faites non sans frais et sans difficulté, sur tout le corps d'une hystérique en convulsion?.. Une simple petite plaque, un seul dé de cuivre sur un doigt anesthésique, par exemple, ne devait-il pas en dire autant pour le traitement qu'une armature toute entière, et ne suffisait-il pas que, dans une exploration préalable, le métal eût ramené la sensibilité et la motilité, pour être sûr à l'avance d'avoir raison des convulsions et de l'affection nerveuse tout entière?

Pour en avoir la preuve irréfutable, nous faisons de nouvelles expériences sur d'autres hystériques, et celles-là, *celles-là seulement*, se voient toutes délivrées de leurs attaques, chez qui le métal a fait revivre la sensibilité. Plus l'action du laiton s'est montrée intense et rapide sur l'anesthésie, plus ce métal a d'effet sur les spasmes, les convulsions et les douleurs de l'hystérie.

Mais, si beaucoup d'hystériques de la division devenaient sensibles par le laiton, plusieurs autres, aussi bien que Sylvain et Peffert, conservaient, après son application, le même degré d'insensibilité. Nous avions eu beau varier le moment, la durée et la forme de nos explorations, le résultat n'en était pas moins toujours resté négativement le même.

Prenant alors Sylvain pour type de cette résistance, nous négligeons ses attaques pour ne nous occuper que de ramener sa sensibilité par des applications partielles de laiton; mais, quels que soient la surface, le poli, le degré de sécheresse ou d'humidité de ce métal, son état électrique ou non, par la superposition, dans le premier cas, d'une plaque de zinc, ou par l'addition du fil d'un des pôles d'une pile en activité, son anesthésie persiste, et tous nos efforts demeurent impuissants. C'est en vain que, saisi de toute l'importance du problème qui, dans la personne de cette malade, se traduisait pour nous sous la formule suivante: «Étant donnée une affection nerveuse, trouver le moyen de ramener la sensibilité», nous en cherchions la solution jusqu'au milieu des heures du sommeil, Sylvain, toujours insensible, continuait à se rire, en quelque sorte, de toutes nos piqûres, et sa sensibilité semblait toujours nous fuir.

A la fin, nous avions presque renoncé à trouver jamais une solution convenable dans nos applications de métal, lorsqu'un matin, le 2 mars 1850, date qui intéresse trop l'avenir de la métallothérapie pour que nous puissions l'oublier, nous trouvâmes Sylvain occupée à coudre *avec un dé d'acier*. Encore muni d'une longue aiguille, qui commençait à ne plus nous quitter, et que nous employons aujourd'hui concurremment avec le dynamomètre, plus souvent encore que la plupart des praticiens ne comptent les secondes de leur montre, nous nous avisons d'essayer la sensibilité au-dessous de ce nouveau métal; nous piquons un peu fort, et aussitôt la malade, non moins étonnée que nous le sommes nous-même, retire brusquement sa main, se plaint d'une vive douleur, et, peu après, essuie une gouttelette de sang qui est venue sourdre à l'ouverture de la piqûre (1).

De nouvelles piqûres, faites ensuite avec plus de ménagement sur le même doigt, sont parfaitement senties, surtout à proximité de l'acier, tandis que la même insensibilité qu'auparavant se remarque sur les autres doigts de la même main. Nous changeons le dé de place, et partout où nous reportons l'acier, la douleur à la piqûre se manifeste en moins de huit à dix minutes. Des dés de cuivre, mis à la place de celui en acier ou bien placés sur d'autres doigts qui étaient restés insensibles, l'anesthesie ne tarde pas à revenir dans le premier cas, et dans le deuxième nous ne remarquons aucune différence.

Bien heureux d'un pareil résultat, mais n'osant pas encore trop y croire, nous demandons à M. le Dr Briffault, alors interne du service, de le vérifier lui-même, et l'expérience réussit à nouveau tout aussi bien dans ses mains que dans les nôtres.

Deux jours après, des motifs, que nous tairons pour ne pas avoir ici à nous plaindre de la brutalité inouïe ou de la jalousie sans exemple d'un mauvais confrère, nous forçaient à quitter la Salpêtrière, sans nous laisser le temps de faire essai, pour Sylvain, d'une armature d'acier, ni nous permettre de continuer nos soins aux quatre autres malades (1), dont la guérison aurait pu se trouver fort inhumainement compromise, si elle avait été moins assurée. Mais alors notre découverte était complète. Comment, en effet, ne pas voir désormais que lorsque le laiton ou même l'acier avaient été inutiles, il fallait recourir à d'autres métaux, cuivre rouge, acier d'Allemagne, or, argent, platine, etc., à l'état simple ou à l'état d'alliage, tout aussi bien placés que les deux premiers dans l'échelle de conductibilité électrique, et ne désesperer jamais de la *métallothérapie* que lorsque tous ces métaux et tous les alliages connus, plus ceux que nous pouvions y ajouter nous-même, auraient été inutilement passés en revue.

(HOTEL-DIEU 1850).

Sorti de la Salpêtrière, nous reportâmes notre expérimentation dans le grand hôpital de l'Hôtel-Dieu, où le souvenir de nos applications sur les cholériques nous valut un accueil très-honorable de la part de ses différents chefs de service, et surtout de MM. Rostan et Tardieu, auxquels nous devons un témoignage public de notre reconnaissance. De nouveaux malades nous y furent confiés, et bientôt une commission académique, composée de MM. les professeurs Bérard et Cloquet et de M. Jules Guérin, nous fit l'honneur de venir suivre nos expériences et notre traitement.

Depuis le mois de mars 1850, c'est-à-dire depuis notre sortie de la Salpêtrière jusque vers le mois de décembre de la

(1) Un fait fort remarquable, et aussi une preuve incontestable de l'influence du métal sur la circulation capillaire, par l'intermédiaire du système nerveux, c'est que les piqûres sur des surfaces anesthésiques, qui, même profondes, ne fournissaient pas de sang, ne tardent pas à en donner lorsque le cuivre ou l'acier a rappelé la force nerveuse sur le lieu de son application, et remis la sensibilité en bon état. Le retour si fréquent des menstrues, après l'application sur le ventre et les membres inférieurs d'un métal approprié, est une heureuse conséquence de cette influence remarquable du métal, qui nous semble appelé à rendre de grands services dans toute la pathologie.

(1) Toutes ces malades quittèrent peu de temps après la Salpêtrière, pour rentrer dans leur famille ou reprendre leurs occupations; au contraire, Sylvain Peffert et les autres y sont encore. Nous avons déjà dit plus haut qu'avant notre arrivée, il avait fallu dix ans pour produire un moindre résultat.

même année, nos *applications métalliques* furent pratiquées journellement dans ce nouvel hôpital, et ce n'est que lorsqu'elles y eurent fait leurs preuves dans le traitement d'un grand nombre de maladies, *chlorose, névralgies, hystérie, hypochondrie, paralysies nerveuses de toute sorte* (hémiplégie, paraplégie, amaurose), etc., que nous nous décidâmes à les porter sur un nouveau théâtre.

Parmi les observations les plus remarquables....., observations recueillies pour la plupart et publiées par M. le Dr S. Pierre, alors interne du service de M. Tardieu, nous citerons surtout une *paraplégique* avec *aménorrhée* complète, datant depuis plus d'une année, qui, traitée inutilement depuis dix mois à l'Hôtel-Dieu, recouvra le mouvement de ses jambes et ses règles en moins de cinq jours d'applications de *laiton*.

Une ancienne hémiplégique amaurotique de la salle Saint-Antoine, service de M. Rostan, qui, trois jours après des applications générales d'acier anglais, y voyait assez bien pour tricoter, et au bout de huit jours put sortir de l'hôpital et regagner seule et sans appui son habitation de la ville.

Une *hystérique* d'ancienne date, offrant les phénomènes nerveux les plus complexes, ajoutés à une absence complète des règles depuis cinq années, qui guérit au n° 29 de la salle Sainte-Anne, après un seul mois d'application d'une armature de LAITON. A peine au vingtième jour du traitement, le sang menstruel se faisait jour avec abondance, et moins de deux mois après sa sortie de l'hôpital, la malade devenait mère pour la première fois (1).

Au n° 26 de la même salle, une malade qui fut guérie rapidement, par l'application du même métal (laiton), de douleurs névralgiques à la tête, avec des *migraines* si tenaces et si horribles, que le premier jour de notre traitement, il y avait déjà trois semaines qu'elle n'avait seulement osé démêler ses cheveux.

Mais signalons surtout une très-précieuse observation de CHLOROSE et GASTRALGIE, guérie encore dans les salles de M. Rostan par de simples applications de métal.

Cette observation, qui a eu les honneurs d'une lecture académique, et se trouve consignée tout au long dans la *Gazette médicale* de Paris (voyez notre mémoire sur la chlorose, juillet 1852), n'est pas seulement remarquable par ses résultats presque inespérés, mais aussi parce que la malade qui en fait le sujet fut pour la *métallothérapie* (métall. INTERNE surtout) la source d'enseignements DOGMATIQUES et PRATIQUES de la plus haute importance : les premiers enseignements sont fondés sur ce fait bien observé chez la malade, que les phénomènes gastralgiques et chlorotiques avaient été précédés par de l'anesthésie et de l'amyosthénie, et que la guérison ne fut obtenue qu'après que l'application du métal les eut fait disparaître l'une et l'autre.

Les voici en un court résumé :

« La chlorose, ainsi que la dyspepsie qui la précède, n'est jamais que le symptôme d'un état ou d'une maladie nerveuse. Elle arrive consécutivement, et presque nécessairement, sous l'influence des phénomènes asthéniques ou négatifs, anesthésie, amyosthénie, aménorrhée, etc., qui caractérisent la plupart des affections nerveuses, et se guérit de même par n'importe quel agent qui ramène la sensibilité, la motilité, la menstruation, etc., à des conditions normales. En cela, le fer à l'intérieur n'agit pas autrement que ce même métal à l'extérieur, ou une armature de fer par exemple. Une fois l'innervation bien rétablie dans tous les organes, la dyspepsie cesse, le tube digestif reprend toutes ses fonctions, et bientôt le sang retrouve dans les aliments eux-mêmes, et pas ailleurs, tous les éléments nécessaires à sa reconstitution. »

Quant aux enseignements pratiques, on les trouvera résumés un peu plus loin, après notre doctrine des névroses. Ils sont tirés de ce fait bien minime de prime abord, mais qui bientôt, lorsqu'on y réfléchit, prend d'énormes proportions en ce que surtout il contenait en germe toute la métallothérapie interne-*rationnelle*, à savoir : que notre *chlorotique guérie par des applications de laiton* n'avait justement jamais rien éprouvé du *fer* à l'intérieur, tandis qu'elle avait eu un peu de bien avec les pilules de Méglin, ou pilules d'oxyde de

(1) Nous pourrions citer encore plusieurs cas de stérilité et d'impuissance, guéris par les mêmes moyens ; mais cela nous obligerait à entrer dans des détails ici trop difficiles.

zinc, métal qui entre pour un tiers environ dans l'alliage *laiton*.

HOPITAL NECKER. — MAISON IMPÉRIALE DE SANTÉ.

Après l'Hôtel-Dieu, ce fut le tour de l'hôpital Necker. Nous avions été invité à nous y rendre par M. le Dr Horteloup; malheureusement la distance qui nous séparait de cet établissement nous empêcha de profiter, aussi longtemps que nous l'aurions désiré, des excellentes dispositions de ce nouveau et bien honorable protecteur de la métallothérapie. Toutefois nous y fûmes pendant assez de temps pour que ni M. Horteloup ni ses élèves ne puissent avoir déjà oublié le succès qu'eut notre traitement sur une certaine malade, la dame Chartier, dont l'état depuis plusieurs mois fort misérable avait engagé M. Horteloup à essayer de notre intervention.

A peine avions-nous renoncé à l'hôpital Necker, qu'un hasard providentiel nous mit en relations avec un des hommes les plus considérables qui appartiennent au service médical des hôpitaux. Ce médecin, d'une honorabilité si parfaite qu'il nous suffira de le nommer pour que la protection efficace dont il n'a cessé de nous honorer depuis cette époque soit une garantie suffisante pour tout le monde, c'était M. le Dr Monod. La veille encore du jour où nous lui fûmes présenté, l'habile chirurgien connaissait tout au plus notre nom; mais, lorsqu'il nous eut vu à l'œuvre, nous reçûmes bientôt après, tant dans ses salles, à la Maison impériale de santé, que dans sa plus riche clientèle de la ville, et même ailleurs, des preuves si nombreuses et si considérables de son puissant patronage, que nous craignons que notre plus grande reconnaissance et la plus respectueuse affection, restent toujours au-dessous de ses bienfaits.

« Puissent, mon cher et bien digne maître, tous ceux qui ont à faire valoir l'application d'une idée nouvelle rencontrer dans leurs débuts un cœur aussi généreux et un esprit aussi élevé que le vôtre!!... »

Après M. le Dr Monod, M. le professeur Duméril, médecin du même établissement, voulut bien nous accorder aussi l'entrée de ses salles, et, en moins de quelques mois, les deux services de la Maison de santé comptèrent un assez grand nombre de cas de guérison par les armatures métalliques, pour que MM. les internes Salneuve et Liendon, qui en avaient été témoins, pussent en faire le sujet d'un très-intéressant mémoire (voy. *Gaz. méd.*, 1852).

Citons encore ici une pauvre Mlle F., affectée d'une paraplégie complète qui lui avait valu déjà en ville et à la maison des Diaconnesses, où nous la vîmes pour la première fois, plusieurs cautères dans le dos, qui recouvra le mouvement après deux mois et demi d'application de cataplasmes de limaille de cuivre sur toute l'étendue des jambes. Ces applications se faisaient toujours le soir, et duraient ordinairement jusqu'au matin.

MAGNÉTISME ANIMAL
(Londres, 1851).

Plus tard, au mois d'août, une personne considérable de la clientèle de M. Monod, que nous avions traitée avec succès d'une affection nerveuse chronique, au moyen d'une armature en métal de cloches, nous valut l'honneur d'être appelé à Londres, auprès de l'une de ses amies, madame la marquise de X..., un des plus grands noms de toute l'aristocratie de l'Angleterre. Cette dame infortunée, privée du mouvement de ses jambes depuis plusieurs années, par une paraplégie nerveuse qui avait résisté à toute sorte de traitements, fut soumise à des applications d'argent, 2e titre, et déjà, dès le dixième jour, elle pouvait quitter son lit et se livrer à quelques minutes de promenade, avec la seule assistance d'une de ses femmes; malheureusement il survint, à cette date, diverses circonstances qui entravèrent la guérison (1).

Pendant notre séjour en Angleterre, les sacrifices auxquels nous nous étions résigné d'avance en acceptant de quitter pour plusieurs mois notre clientèle, ne

---

(1) Comme pendant à cette observation, nous rappellerons le cas si remarquable, déjà cité dans notre thèse inaugurale, de madame la baronne de R..., qui, clouée dans son lit depuis quatre mois pour une hémiplégie avec amaurose nerveuse, y voyait à lire dès le troisième jour de son traitement par des anneaux d'argent au même titre, et le cinquième jour faisait déjà une promenade à pied dans les Champs-Élysées.

trouvèrent pas seulement une certaine compensation dans nos relations dans le monde, d'abord à Londres, puis à Brighton; mais, ainsi que nous l'avions surtout espéré, nous fûmes assez heureux pour y établir, à nos heures de loisir, des rapports de bienveillance et quelquefois même d'amitié avec beaucoup de nos confrères. Au nombre de ceux qui voulurent bien nous honorer de l'accueil le plus flatteur, et eurent quelquefois des paroles bienveillantes à l'adresse de nos idées et de notre découverte, nous citerons plus particulièrement MM. Lawrence, Marshal-Hall, Hogkins et Babington, ainsi que MM. les Drs Curi, Dudgeon et Roth.

Ce dernier médecin, aujourd'hui notre honorable ami, ayant désiré connaître, avec M. le professeur Georgii, qui, comme lui, pratique à Londres la kynésithérapie avec beaucoup de succès, tous les avantages que pourraient leur offrir nos métaux employés comme adjuvants *des mouvements actifs et passifs*, nous fûmes heureux nous-même de profiter de cette circonstance pour nous initier à toutes les pratiques kynésithérapiques de Ling, leur illustre maître.

Mais, de tous les médecins, celui dont les relations devaient nous être à tous égards le plus profitables, ce fut le Dr John Elliotson, le même qui, après avoir écrit des livres très-estimés sur la pathologie, la physiologie, et publié des travaux importants sur la morve, etc., avait eu, les uns disent la folie, et d'autres le courage, de se faire à Londres le digne champion du magnétisme animal (mesmérisme en Angleterre), et de lui donner publiquement asile dans les salles de son hôpital.

M. Elliotson devait en effet non-seulement nous honorer de sa précieuse amitié, et laisser à nos recherches et à nos idées une page toujours ouverte dans son journal *The Zoist*, mais il allait encore nous fournir l'occasion de vérifier sur une grande échelle une loi extrêmement importante pour l'avenir du magnétisme animal, que nous avions déjà consignée en ces termes dans notre thèse inaugurale (p. 59 : « Il résulte d'un grand nombre de tentatives que nous avons faites depuis bientôt quatre années, pour arriver à l'aide des métaux à donner un caractère scientifique aux principaux phénomènes du *magnétisme animal* ou *somnambulisme*, ceux-là même qu'on se plaît généralement à reconnaître, cette première loi que nous sommes heureux de faire connaître à ceux qui aiment la vérité, mais qui n'ont jamais su, en magnétisme, où et comment la trouver.

« Un homme ou une femme, une jeune fille ou un garçon, est éminemment propre à éprouver les effets de ce qu'on appelle le magnétisme animal ;

« *Lorsqu'il est affecté d'anesthésie ou d'amyosthénie*, en d'autres termes lorsqu'il a une de ces nombreuses maladies nerveuses, migraines, névralgies, spasmes, hystérie, hypochondrie, mélancolie, etc., qui s'accompagnent toujours de l'un ou de l'autre de ces deux symptômes ;

« *Lorsqu'il est sensible à l'action du cuivre jaune ou laiton.*

« Plus la sensibilité et la motilité sont altérées, et plus elles reparaissent vite avec le laiton, plus l'action magnétique se manifeste rapide et complète.

« Dans ces conditions, *presque les seules où le somnambulisme puisse se développer*, il n'est personne qui ne soit capable de mettre en jeu l'action magnétique, au moins à un certain degré.

« Pour se mettre à l'abri de toute crainte, avoir toujours à sa portée une armature de laiton, qui, si nous pouvons ainsi dire, *antimagnétique* au suprême degré (1), sert merveilleusement à prévenir ou à faire cesser tous les accidents auxquels peut donner lieu l'inexpérience de l'opérateur ou le magnétisme lui-même, et permet aux malades de se réveiller seuls sans l'intervention directe de personne.

« La plupart de nos expériences sur cet intéressant sujet, disions-nous encore, ont été faites dans divers hôpitaux : à Beaujon, service de M. Robert (1847) ; à Cochin, service de MM. Maisonneuve et Nonat; à Saint-Antoine, service de M. Beau; aux Enfants Malades, chez M. Guersant; à l'Hôtel-Dieu, chez M. Rostan (depuis nous les avons continuées chez MM. Horteloup, à Necker, et Monod, à la Maison de santé).

« La manière dont elles ont été accueillies par ces hommes éminents, tous maîtres aussi chers qu'habiles, nous aurait

(1) L'anesthésie et l'amyosthénie étant la base en quelque sorte du sommeil magnétique, on comprend facilement que le métal qui les fait le mieux disparaître et le magnétisme soient incompatibles.

appris, si nous ne l'avions su déjà, que dans toutes les questions, même celles qui sont les plus délicates et quelquefois les plus dangereuses, avec de bons esprits pour juges, on peut se conduire et agir de telle sorte qu'on n'ait point à regretter d'y avoir jamais laissé quelque chose. »

Nous n'insisterons pas davantage sur les *maladies nerveuses* proprement dites, les faits que nous venons de rapporter nous paraissant bien suffisants pour établir, à leur égard, et la vérité de notre doctrine des névroses, telle que nous la résumons un peu plus loin, et l'efficacité de notre traitement.

Il nous reste maintenant à parler d'une autre grande classe de névroses bien plus graves, et s'il se peut encore plus au-dessus des ressources ordinaires de l'art, des MALADIES MENTALES, et à démontrer que ces affections, lorsqu'elles sont purement *dynamiques* comme les premières, ou en d'autres termes lorsqu'elle ne reconnaissent ou ne peuvent offrir aucune altération organique dans leur siége; elles n'ont pas d'autre cause, et sont tout aussi heureusement traitées par les métaux que les maladies nerveuses.

Maladies mentales.

Peu de temps après l'heureux hasard qui nous avait fait constater, chez plusieurs aliénées de la Salpêtrière, une ANESTHÉSIE et une AMYOSTHÉNIE *proportionnées au degré même de leur affection*, on nous amena de la province une MONOMANIAQUE qui était en proie, le jour et la nuit, à des hallucinations très-fréquentes. La veille encore du jour où elle nous fut présentée, Mme X..., bien que sur le point de devenir mère pour la quatrième fois, avait fait une nouvelle tentative de suicide. Sauvée presque miraculeusement, des regrets il ne lui en restait pas d'autre que celui d'avoir échoué. Ce n'est pas cependant que Mme X... eut cessé d'être en état d'apprécier toute l'énormité de son action; mais d'une *sensibilité morale* presque éteinte, cette malheureuse dame en était venue à se trouver vis-à-vis des tendres caresses de ses enfants, des larmes de son mari et des angoisses de sa famille, comme une analgésique en présence d'une aiguille qu'il sent fort bien lui traverser la peau de part en part, mais qui n'en éprouve que le contact, sans toutefois avoir perdu la conscience de ce qui manque à sa sensation pour qu'elle soit complète.

En outre de cette véritable analgésie morale, il nous fut aisé de constater, dès le premier jour, une analgésie très-considérable de la peau, de différentes muqueuses, ainsi que de l'amyosthénie, toutes deux *probablement fort anciennes*.

La malade nous apprit, en effet, qu'issue de parents névropathiques, elle avait eu de très-bonne heure, et avait toujours conservé, jusqu'à sa nouvelle maladie, des troubles nerveux de toute sorte. Tant que ceux-ci avaient persisté avec la même intensité et la même fréquence, sa tête était toujours restée saine. Mais un jour, *cela est bien à remarquer*, les désordre de l'état physique ayant diminué, sans que d'un autre côté il fût rien survenu pour améliorer la sensibilité et la motilité, le moral avait commencé à se prendre; puis, les spasmes, les névralgies, etc., ayant cessé complétement, c'est alors que l'affection mentale s'était montrée avec toute sa gravité.

Ces diverses circonstances, et le souvenir des résultats obtenus sur nos malades de la Salpêtrière, qui, elles aussi avaient présenté de graves désordres de l'intelligence, alternant avec des attaques de nerfs et autres phénomènes nerveux qu'ils semblaient suppléer parfaitement, nous engagèrent fortement à essayer de nos métaux.

Exploration faite deux jours de suite, nous trouvâmes que l'or et l'acier convenaient parfaitement.

En conséquence, il fut ordonné que la malade porterait constamment sur elle tous les bijoux du premier métal qu'elle pouvait avoir en sa possession, et que la nuit elle y ajouterait une armature d'acier anglais. En outre, frictions excitantes sur les membres, bains de Barrèges tous les deux jours, exercice fréquent pour concourir aux mêmes résultats.

Sous l'influence de ces divers moyens, qui eurent bientôt amélioré la sensibilité et la motilité, il se fit une détente relative dans le cerveau, et à peine un mois après la 1re application des métaux, Madame X.

complétement remise du désordre de ses idées, versait d'abondantes larmes au souvenir de ce qui s'était passé, et nous accablait des marques les plus expressives de sa reconnaissance.

Revue six mois après, elle en était restée sur ses dernières épreuves morales, seulement quelques troubles nerveux venaient encore lui rappeler de temps à autre sa triste hérédité.

2° Quelques mois après, un de nos confrères les plus éminents de Paris, M. le Dr P..., qui savait la guérison opérée sur cette malade, eut la bonté de nous adresser une de ses très-proches parentes, qui, à l'ensemble près des accidents, offrait à peu près les mêmes désordres, *hallucinations*, *délire* sur certaines choses, *tendance au suicide*, *analgésie morale*, etc., ayant aussi remplacé une vieille affection nerveuse. Avec cela analgésie, amyosthénie et dyspepsie, etc. etc. L'exploration métallique, tentée de toutes les façons, fut toujours sans aucun résultat.

Persuadé cependant qu'il fallait ouvrir la porte à la sensibilité et à la motilité pour guérir la malade, nous imaginâmes de recourir à l'ÉLECTRICITÉ. De fréquentes applications de cet agent furent faites sur les membres, avec le soin de ne quitter jamais les excitateurs qu'après que nous avions obtenu une amélioration bien marquée à l'aiguille et au dynamomètre, et en moins de un mois et demi, les phénomènes les plus inquiétants eurent disparu.

Notons ici cette circonstance remarquable que, chez cette malade comme chez la précédente, le premier signe d'amélioration se manifesta par une réapparition des troubles nerveux ordinaires.

Ces deux observations remarquables, rapprochées de celles déjà recueillies à la Salpétrière, ne pouvaient nous laisser aucun doute sur le rôle de l'*anesthésie* et de l'*amyosthénie* dans les maladies mentales; mais avant de rattacher complétement ces affections à notre doctrine des névroses et à notre traitemsnt par les métaux, nous dûmes acquérir de nouvelles preuves et satisfaire à une plus large expérimentation. C'est dans ce but que nous nous transportâmes une seconde fois à la Salpétriere : nous étions alors à l'époque de la clinique de M. le Dr Falret. L'éminent aliéniste accueillit nos communications sur cet important sujet, avec sa bienveillance accoutumée, et voulut bien nous permettre d'en vérifier l'exactitude sur les nombreuses malades de sa division (pavillon Rambuteau). La première de toutes, qui frappa notre vue, fut une MÉLANCOLIQUE MONOMANIAQUE, que nous avions déjà observée dans le service de M. Horteloup à l'hôpital Necker. A ce moment la malade était fortement *anesthésique* et *amyosthénique*; mais depuis son entrée d'*office* à la Salpêtrière, les soins éclairés de M. Falret ayant amené chez elle une amélioration suffisante pour faire espérer sa sortie prochaine, nous en fûmes averti aussitôt par une double exploration de sa *sensibilité* et de sa *motilité*, devenues alors à peu près normales. Plusieurs mois furent employés ensuite à l'examen attentif de nouvelles aliénées, et toujours quelle que fût la maladie psychique : MÉLANCOLIE, NYMPHOMANIE, MONOMANIE, DÉLIRE, etc. etc, en dehors de l'IDIOTIE, de la PARALYSIE GÉNÉRALE dite des aliénés, ou de toute autre affection mentale due à une lésion matérielle du cerveau, il nous fut possible de constater des phénomènes négatifs, *anesthésie*, *analgésie* et *amyosthénie*, en proportion même des hallucinations, du délire, etc. etc. (phénomènes sténiques) : puis, durant le cours de toutes nos observations, lorsque la maladie vint à faire des progrès en bien ou en mal, nous ne manquâmes jamais d'en être averti par une augmentation ou une diminution relative de la sensibilité et de la motilité. Quant à l'influence curative des métaux, les malades ne se prêtant nullement à des applications générales, qui d'ailleurs auraient demandé, pour être faites, une autorisation speciale de l'administration, nous ne pûmes l'établir que partiellement par des explorations sur les membres supérieurs; dans ce cas, les résultats furent absolument les mêmes que si nous avions eu à faire à une simple affection nerveuse, si bien qu'il ne nous fut plus possible d'hésiter à faire rentrer l'aliénation mentale dans la *doctrine* et le *traitement* que nous allons enfin exposer. Et maintenant que les principales bases, sur lesquelles elles s'appuient toutes deux, sont connues, le lecteur doit être en mesure d'apprécier parfaitement la justesse et la simplicité de notre théorie, de même qu'il lui sera facile de juger nos promesses, quant à ce qui concerne la guérison, *désormais facile*, de toutes les névroses par notre procédé,

CONCLUSION.

Nouvelle doctrine des névroses.

L'homme n'est pas seulement composé de solides et de liquides, ainsi que le *matérialisme* de l'école actuelle tendrait à le faire croire; mais il existe en lui un troisième élément, FORCE, INFLUX OU FLUIDE NERVEUX, MAGNÉTIQUE ou autre, *peu importe le nom*, qui tient tous les phénomènes de la vie physique et morale sous sa dépendance, et circule dans les nerfs tout aussi bien que le sang dans nos vaisseaux. Cette FORCE, tantôt ACTIVE et toujours agissante, alors que la FONCTION *sensibilité spéciale*, *sensibilité organique*, *sensibilité morale* (instinct), *mouvement des liquides de toute sorte*, etc., devait nécessairement s'accomplir dans le sommeil comme à l'état de veille; tantôt PASSIVE et obéissante, quand au contraire la FONCTION dépend de la volonté seule, comme dans la *locomotion*, l'*exercice de l'intelligence*, etc., doit pouvoir se porter librement, en tout temps et à toute heure, jusqu'aux extrémités des plus petites ramifications nerveuses; car le jour où, par une cause ou par une autre, elle vient à rencontrer des barrières qu'elle ne peut franchir, et c'est presque toujours vers les organes périphériques de la sensibilité et de la motilité que cela commence (*anesthésie, amyosthénie*) (1). Voici bientôt, par ordre de leur succession, quelles en sont les conséquences immédiates et presque nécessaires :

1° *Une surabondance* ou *pléthore*, quelquefois avec conscience de la part des malades, *de la force* ou *fluide nerveux* dans les organes spéciaux, où la nature le secrète, ou bien le met en réserve pour l'exercice de toutes nos fonctions;

2° Des *désordres gastriques*, pour tarir d'autant les sources premières de sa formation, et consécutivement tous les différents signes de la *chlorose;*

3° Une *accumulation déplétive* de cette force, et presque toujours périodique sur tel ou tel autre point de l'organisme, qui, souvent par son jeu habituel, la sollicite plus particulièrement, et fait appeler la dépense artificielle d'innervation dont il devient le siége tantôt *crampes, asthme, migraines, gastralgie, sciatique*, etc. etc.; d'autres fois *hystérie, hypochondrie, mélancolie, délire monomaniaque*, etc.

4° Enfin le *rétablissement momentané de l'équilibre entre la dépense et la production du fluide nerveux*, non pas de l'équilibre normal, mais bien de celui qui, sans cesser d'être pathologique, n'est pas entièrement incompatible avec la vie.

C'est ainsi que chez tel malade, qui n'a perdu par exemple qu'un peu de sensibilité à la peau ou de force dans les muscles, la nature supplée à la diminution dans la dépense de fluide nerveux qui en est la suite, au moyen de quelques crampes ou d'une migraine qui viennent souvent à jour et à heure fixes; tandis qu'un autre, chez lequel de violentes peines morales ou toute autre cause, ont amené de longue main une profonde perturbation dans les fonctions nerveuses, caractérisée alors par une anesthésie et quelquefois même une paralysie générale des plus intenses, n'a pas toujours assez, pour décharger périodiquement son organisme, des douleurs poignantes du rhumatisme ou de la sciatique, des convulsions effroyables de l'hystérie, ou bien encore du delire le plus furieux. Qu'importent en cet état le spasme, la névralgie, les convulsions ou le délire? et si, subissant la pression de ces phénomènes tout à fait secondaires, le médecin obéit exclusivement à leurs fausses exigences, au lieu de mettre tous ses soins à ramener la *circulation nerveuse* à

(1) L'*anesthésie*, est-il dit dans le grand *Dictionnaire des sciences médicales*, est le résultat d'une suspension dans l'action du *fluide nerveux* qui se porte aux différentes parties du corps.

des conditions normales, à l'aide des différents moyens en son pouvoir, *ses plus grands efforts pourront bien soulager le malade, ou même ne pas empêcher la guérison spontanée, mais ils ne seront certainement pour elle d'aucune utilité.* Cela est d'ailleurs si vrai, que, d'un côté, toutes les causes n'ont réellement de valeur dans la production des névroses, qu'à la condition d'amener presque toujours des désordres périphériques de la sensibilité ou de la motilité, comme une *vie trop sédentaire*, les *passions* et les *émotions violentes*, l'*exercice habituel d'un organe au détriment de plusieurs autres*, les *troubles de certaines fonctions*, etc., qui ont particulièrement pour effet de détourner l'*influx nerveux* de la voie normale qu'il doit suivre, et pour résultat d'amener une négation plus ou moins complète dans les fonctions des organes auxquels aboutissent les extrémités des nerfs conducteurs de cette force; et que de l'autre, l'expérience vient se mettre d'accord avec le raisonnement pour démontrer que, de tous les moyens de traitement, les plus réellement efficaces, ce sont précisément tous ceux qui, agissant avec le plus de bonheur pour le médecin et le malade à la façon de nos armatures, sont le mieux propres à ramener ces deux fonctions à leur état normal.

Exemples : les *bains simples* et *composés*, les *bains de vapeurs*, et surtout l'*hydrothérapie*, dont les effets expansifs poussent si fortement vers la peau et le système locomoteur;

Les *frictions sèches* ou *excitantes*, *de toute nature*, particulièrement celles qu'on pratique sur les membres (1);

Les *voyages*, les *différents exercices du corps*, parmi lesquels il faut distinguer ceux d'une *gymnastique* appropriée;

L'*électricité* ou l'*électro-magnétisme* et tous les *appareils* prétendus ou non *magnétiques, galvaniques* ou *électriques*, lorsque surtout on en a fait usage contre des paralysies nerveuses;

Les *violentes émotions*, aussi bien celles qui sont amenées par une cause morale que par une cause physique, telle qu'une *forte commotion électrique*, le *cathétérisme du tympan*, la *cautérisation brusque de l'hélix* ou de toute autre partie du corps, lesquelles ne sont réellement utiles qu'à la condition de débarrasser le centre au profit de la périphérie (1);

La strychnine et le sulfate de quinine, qui exercent sur le système nerveux une action si manifestement expansive;

Les préparations de certains métaux, fer, zinc, cuivre, que nous avons déjà vues ne pas avoir d'autre action que ces mêmes métaux à l'extérieur, et pouvoir même être mesurés d'avance dans leurs effets à l'intérieur par ceux de leur application extérieure. (Note sur la chlorose, lue à l'Académie, dans *Gaz. méd.*)

Il n'est pas jusqu'aux vésicatoires et au *magnétisme animal* lui-même, tel que nous l'avons vu pratiquer sérieusement à Londres, ou que nous l'avons employé nous-même un grand nombre de fois en ville et dans les hôpitaux, dont nous n'ayons pu suivre toujours les effets, armé d'une aiguille et d'un dynamomètre.

Quant à tous ces prétendus *antispasmodiques, camphre, valériane, castoréum, musc, asa fœtida*, etc., s'ils sont heureusement à la veille d'avoir aussi peu de crédit auprès des malades et des médecins, qu'il n'en reste déjà à tous les appareils magnétiques, galvaniques, électriques, ou simplement métalliques, parce qu'on ne savait ni approprier leur métal, cuivre ou acier, aux différents individus, ni les appliquer sur les parties convenables, c'est qu'évidemment ces agents n'ont eu et ne pouvaient jamais avoir qu'une action toute hypothétique sur le fluide nerveux. Notons cependant une exception en faveur de l'opium, qui présente assez souvent le double avantage d'exercer une sédation directe sur le système nerveux, et de diminuer l'in-

(1) Un médecin fort connu à Paris avait toujours soin de prescrire à ses gastralgiques des lotions excitantes sur les membres avec plusieurs litres d'eau, contenant un 10e d'ammoniaque. Nous regardons cette pratique comme fort heureuse, et nous ne doutons pas que sans elle les biftecks de ce médecin n'eussent été beaucoup moins souvent digérés par les malades.

(1) Il est bien remarquable que les effets expansifs ou centrifuges de la frayeur produisent précisément dans le jeune âge, où, qu'on nous passe ces mots, *la rupture des detentes nerveuses est si facile*, une affection (la chorée) qui est tout l'opposé des maladies dont nous traitons en ce moment !.

tensité des nouveaux désordres en faisant taire les exigences de l'estomac, source première de leur formation.

Ah! que l'illustre Sydenham avait raison, lorsque devançant son époque, il disait dans son *Traité sur l'hystérie des femmes* : « *Il me paraît que ce qu'on nomme, dans les hommes, affection hypocondriaque*, et, *en général*, les vapeurs, provient du désordre ou *mouvement* irrégulier des *esprits animaux* (si Galvani eût vécu un siècle plus tôt, l'Hippocrate anglais *se serait* sans doute exprimé autrement), lesquels, se portant *impétueusement* et en trop grande quantité sur *telle ou telle* autre partie, y causent des *spasmes* ou même de la douleur, quand *celle-ci* se trouve douée d'un sentiment *exquis*, et troublent les fonctions des organes, tant de ceux qu'ils abandonnent que de ceux où ils se portent, les uns et les autres ne pouvant manquer d'être fort endommagés par cette distribution inégale des esprits animaux, qui est entièrement contraire aux lois de l'économie animale. » (Traduction de Baumès.) Et comment se fait-il que ces lignes d'une vérité si féconde soient toujours restées sans valeur dans les écrits de ce grand maître!..

Une affection nerveuse avec anesthésie et amyosthénie étant donnée de tout le traitement consiste donc à trouver un agent ou un moyen quel qu'il soit, gymnastique, électricité, hydrothérapie, métal à l'intérieur ou à l'extérieur, etc., capable de ramener la sensibilité et la motilité à l'état normal.

Le meilleur agent qui paraisse exister, celui dont l'action ne manque presque jamais, est un métal bon conducteur de l'électricité, qui, suivant certaines conditions ou affinités encore mystérieures, est tantôt du cuivre, tantôt de l'acier ou du fer, d'autres fois de l'argent, de l'or, moins souvent du platine, etc., quelquefois même un alliage parfaitement défini de deux ou trois métaux, mais le plus souvent, 70 fois sur 100 environ, du cuivre ou de l'acier.

Il existe en effet dans les métaux une propriété particulière qui, soit par l'électricité ou le magnétisme minéral, dont elle serait une modification, soit par toute autre cause qui nous échappe, les rend capables d'exercer une action spéciale directe sur la force nerveuse, de l'attirer vers eux quand on les applique à la surface du corps, et de la mettre en mouvement lorsqu'ils sont donnés à l'intérieur sous une forme convenable.

Cette propriété variable pour les différents métaux et leurs alliages, attractive ou répulsive d'après les individus auxquels elle s'adresse, semble constituer presque autant d'aptitudes différentes qu'il existe de métaux. De là il résulte que, dans les mêmes conditions, tel malade éprouve de bons effets d'un métal à l'intérieur (fer) ou à l'extérieur, tandis qu'un autre qui se serait bien trouvé, au contraire, de l'usage d'un second métal (cuivre), n'éprouve rien avec le premier, si même il ne lui arrive des accidents de son administration intérieure. L'ignorance de ces aptitudes, et d'ailleurs la presque impossibilité de les constater avant que les métaux fussent entrés dans la voie que nous leur avons ouverte, fut souvent nuisible à la science et aux malades, et il importerait qu'à l'avenir on pût éviter, dans l'administration de toutes les substances, sels et oxydes métalliques, les tâtonnements et l'empirisme.

Les applications extérieures de métaux sont très-propres pour cela, et désormais ces nouveaux agents, devenus en outre comme tout autant de pierres de touche (à de nouvelles choses, il faut de nouveaux mots, ou tout au moins étendre la signification de ceux qui existent), par l'heureuse analogie qui existe entre leur action intérieure et leur action extérieure, seront d'un grand secours non-seulement pour nous éclairer dans le choix des anciennes formules, mais aussi pour nous aider sûrement à en créer de nouvelles (1).

---

(1) Une des plus heureuses applications qu'il y aurait à faire de l'usage externe des métaux, ce serait de ne jamais envoyer les malades à de grandes distances y prendre des eaux de sources, ferrugineuses par exemple, sans s'être bien assuré d'avance que le métal fer leur convient parfaitement. Pour nous, d'après ce que nous savons sur ce sujet, nous nous ferions désormais un cas de conscience d'en agir autrement.

APPLICATION.

MÉTALLOTHÉRAPIE EXTERNE ET INTERNE.

Exploration ou désignation du métal convenable.

Dans la méthode si rationnelle du Dr Burq, qu'il s'agisse de la *métallothérapie externe*, ou de la *métallothérapie interne*, la première chose à faire, pour sortir une fois enfin de l'empirisme de l'ancienne médecine, c'est de trouver le métal approprié à l'individu malade.

Ce n'est encore que par le tâtonnement qu'on y arrive (1); pour cela « il faut se munir, dit le Dr Burq, d'une de nos boîtes d'exploration qui se compose :

1° D'un dynamomètre aussi exact dans ses divisions que commode dans sa forme (voyez ci-dessous l'instrument représenté de grandeur naturelle);

2° De quelques longues aiguilles d'acier et de platine ;

3° De 10 à 15 petites plaques (de 6 à 7 centim. sur 2 centim. environ), et mieux d'une douzaine de bracelets de la forme ci-après (fig 2), faites avec les métaux les plus usuels : *cuivre, zinc, maillechor, acier, métal des cloches, or, argent et platine.*

(Fig. 1.)

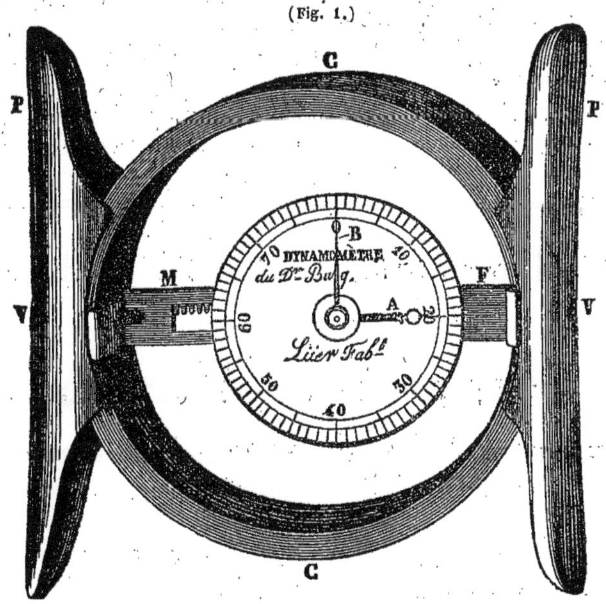

(1) Au mois de juillet 1852, dans une note aux deux Académies (voy. la *Gazette méd.* de cette époque), nous avons commencé à parler de l'usage d'un galvanomètre très-sensible, *mais avec des poignées de différents métaux*, que nous destinons à établir et mesurer les diverses aptitudes métalliques, ainsi qu'à démontrer l'existence d'un fluide particulier chez l'homme, comme cela a été fait déjà pour plusieurs poissons *électriques.*

Arrivé auprès du malade, s'assurer d'abord avec soin de l'état de la motilité et de la sensibilité des avant-bras, en ayant égard pour celle-ci à la distinction que M. le Dr Beau a si bien établie entre la sensibilité du tact et la sensibilité de douleur.

Appliquer ensuite successivement une ou deux de nos petites plaques, à commencer par celles de *cuivre* et d'*acier*, et si au bout d'un quart d'heure à demi-heure d'application, quelquefois dix minutes et même moins suffisent, la sensibilité et la motilité ont fait des progrès manifestes, ou si même, parce qu'on ne les a interrogées qu'après que le métal a opéré une soustraction trop considérable de l'influx nerveux (1), elles ont sensiblement diminué l'une ou l'autre, on a trouvé le métal convenable.

A défaut de petites plaques ou de bracelets d'exploration disposés tout exprès, on peut en improviser soi-même avec des feuilles minces de *cuivre rouge*, *cuivre demi-rouge*, *laiton*, *acier anglais*, *acier d'Allemagne*, *zinc*, *maillechor*, qu'il est aisé de se procurer chez tous les quincailliers; et lorsqu'il s'agit d'essayer les métaux précieux ou leurs alliages, on y supplée par des monnaies ou des bijoux d'or et d'argent. Quant au *métal des cloches*, qui est quelquefois très-utile, on le trouve en abondance dans la monnaie de billon qui fut frappée sous la première république.

Un dynamometre n'est pas non plus absolument nécessaire dans tous les cas, et le plus ordinairement il suffit de borner l'exploration à la sensibilité; mais le métal ayant agi quelquefois sur la peau sans avoir aucun effet sur les muscles, on ne doit compter sur la guérison qu'après avoir acquis, en quelque sorte, une triple assurance de son égale action sur la sensibilité et sur la force musculaire.

Une fois en main, le métal approprié au malade, ou bien on le donne à l'intérieur, sous une forme et à dose que tous les médecins allopathes ou homœopathes doivent être en mesure d'apprécier parfaitement (métallothérapie interne), ou bien, ce qui est beaucoup plus sûr, plus prompt et moins sujet à des inconvénients, on l'applique à l'extérieur de la manière que nous allons indiquer.

(1) Le fluide nerveux se répare si promptement, qu'alors même que sa soustraction a été portée très-loin, comme nous en avons été témoin une fois sur un militaire du service de M. Boudin (hôpital du Roule), qui, après toute une nuit d'application du cuivre, conservait, le lendemain, à peine assez de force pour se tenir sur ses jambes, il ne peut y avoir à cela d'autre inconvénient que d'obliger les malades à garder le repos pendant un jour ou deux.

ARMATURES ET APPAREILS MÉTALLIQUES.

BIJOUTERIE HYGIÉNIQUE,

transformation de divers objets de luxe en moyens de traitement.

Tout au début de sa découverte, le Dr Burq se servait d'*armatures* composées de simples bandes de métal, deux pour chaque membre et deux pour le tronc, disposés en cercles de 6 à 8 centimètres de large. La forme de ces anneaux se prêtant fort mal à celle des parties, surtout lorsqu'elles sont coniques, comme les avants-bras, le premier progrès accompli consista à les faire de deux pièces, dans la forme ci-après (fig. 2); puis, le nombre de ces appareils, rendant l'application génante, on le fit descendre de 10 pièces à 5: 1 anneau pour l'avant-bras 1 pour le bras, 1 pour la cuisse, 1 pour la jambe, et une plaque pour le tronc.

(Fig. 2. Anneaux).

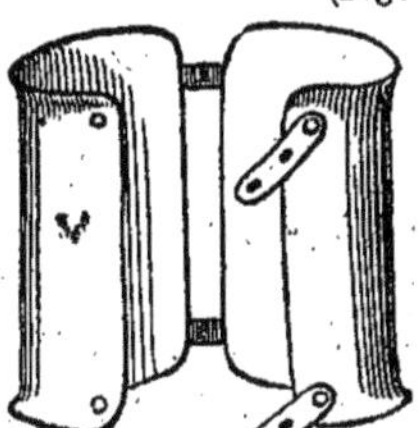

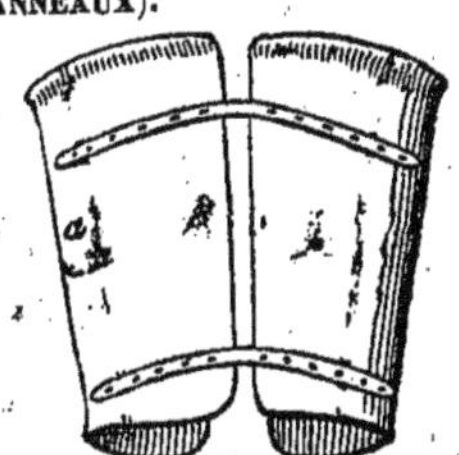

Les malades devaient en faire usage la nuit, alternativement du côté droit ou du côté gauche, et mieux encore se les appliquer un jour sur l'avant-bras et la cuisse droite, sur le bras et la jambe gauche; et le lendemain sur le bras et la jambe du côté droit, sur l'avant-bras et la cuisse du côté gauche. C'était là sans doute, et c'est resté un excellent mode d'application, surtout pour les *affections convulsives*, les *attaques d'hystérie*, les *crampes des cholériques*, etc.; mais une certaine difficulté dans la construction des appareilles, qui devaient toujours être faits exactement sur mesure, et par suite leur prix assez élevé; la gêne qu'ils occasionnaient quelquefois aux malades lorsqu'il leur était survenu de la maigreur ou de l'embonpoint, etc., eurent bientôt rendu nécessaire un nouveau progrès pour mettre ce mode de traitement à la portée de tous, et arriver quelquefois même à le rendre presque agréable en flattant le goût et jusqu'aux caprices de certains malades.

Ne pouvait-on pas d'ailleurs ajouter à ces avantages celui de pouvoir se passer le plus souvent de l'exploration des *métaux*, en faisant rencontrer dans un appareil d'application tres-facile tous ceux qui avaient eu jusque-là le plus d'action? Poser ainsi la question, c'était la résoudre, et l'auteur n'eût qu'à consulter ses registres d'observation, pour imaginer un nouveau système d'applications qui semble ne plus rien laisser à désirer.

« Ce système consiste à faire intervenir à la fois le *cuivre rouge* et le *cuivre jaune* ou *laiton*, l'*acier d'Angleterre* et l'*acier d'Allemagne*, qui agissent le plus souvent (70 fois sur 100), dans la confection d'*armatures* (fig 9) d'une application très-facile, ainsi que de plusieurs appareils ou objets d'utilité, de religion ou d'agrément, pour la plupart d'un usage habituel, tels que *bagues*, *médailles*, *bracelets*, *colliers*, *buscs de corset*, *chaînes*, *baignoires*, etc., etc.; la forme des armatures, appareils ou objets est tout à fait indifférente en elle-même, si elle est agréable aux malades, ou du moins ne peut leur inspirer aucune répugnance, mais ces quatre métaux doivent s'y trouver réunis à peu près en égale proportion, et offrir une disposition telle qu'ils puissent s'appliquer aussi exactement que commodément sur les différentes parties du corps auxquelles on les destine,

« Présenter une surface d'application directement en rapport avec l'intensité des effets à obtenir,

« Et surtout que, dans tous les cas où la forme de l'appareil ou de l'objet le comporte, et où il y a avantage à le faire, on ait la faculté d'appliquer à volonté, soit isolément, soit simultanément, les deux cuivres et les deux aciers. »

(Fig. 3. Bagues).

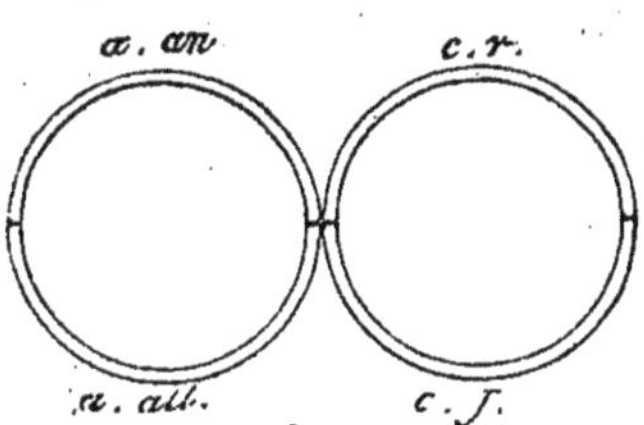

(Fig. 4. Médailles).

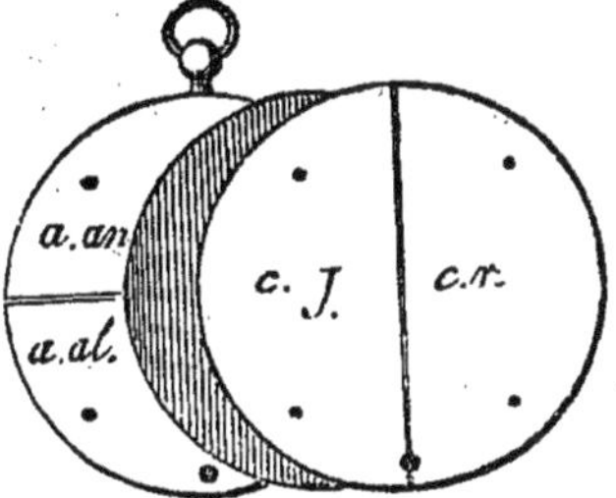

Frictions, Flagellations,

(Fig. 5. Brosses, et Fig. 6. Verges métalliques).

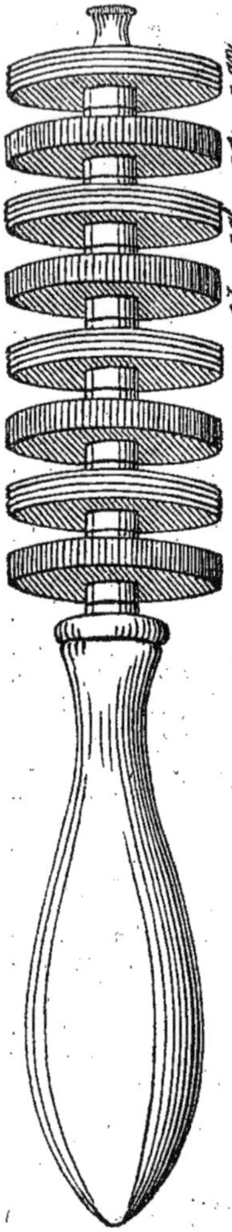

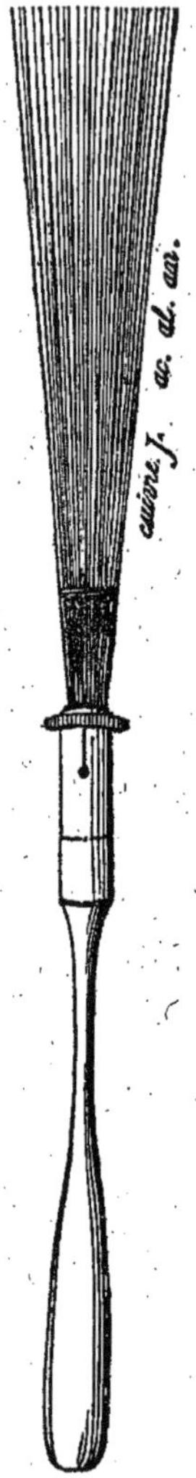

(Fig. 7. Busc de corset).

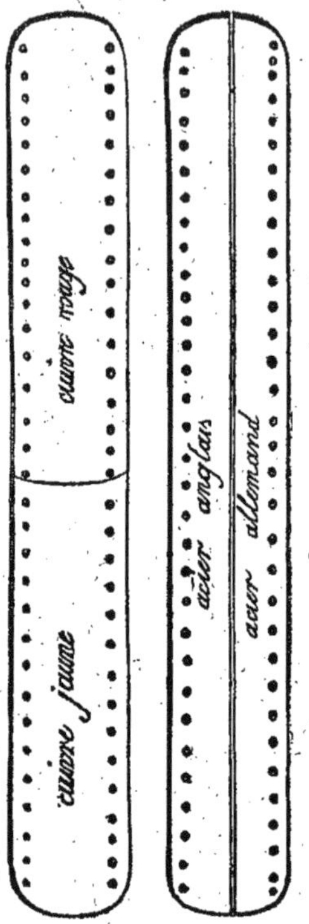

(F: 8. Collier)

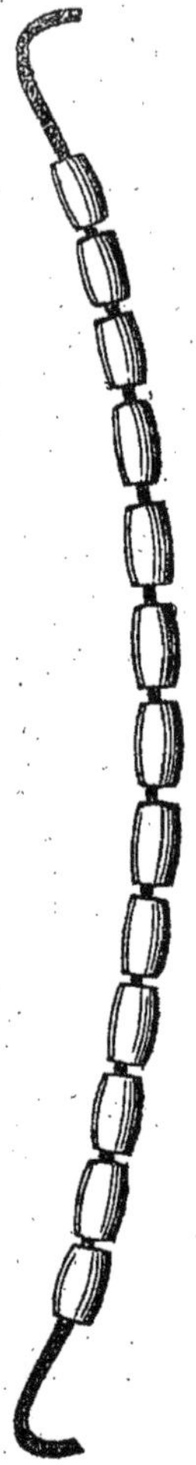

c.j. a.al. c.r. a.arr.

cuivre J. ac. al. arr.

cuivre rouge

cuivre jaune

acier anglais

acier allemand

(Fig. 9. ARMATURES).

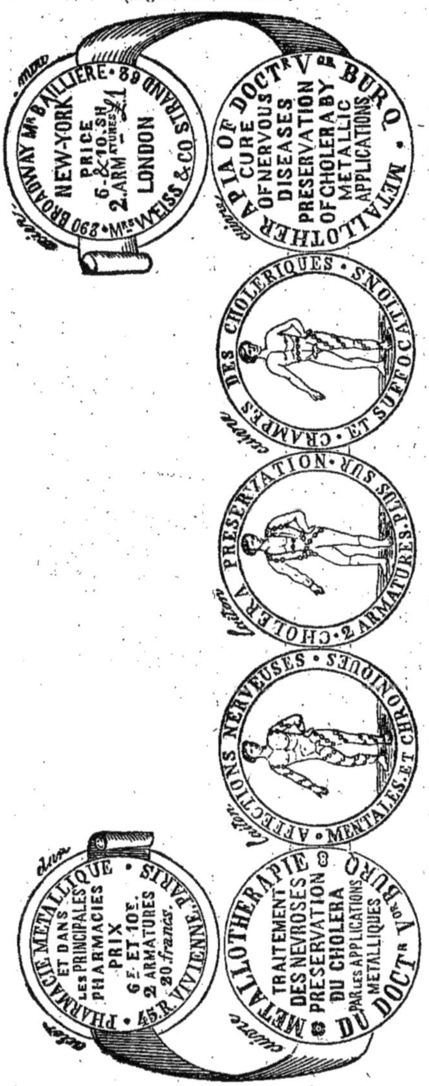

Les fig. 3, 4 et 8 (*bagues, médailles, et colliers*), se comprennent assez à la première vue pour ne pas nous croire dispensé d'en donner une description spéciale.

Brosses métalliques.

La fig. 5 représente une sorte de brosse pour frictions métalliques, imitée du *strygille;* les *galets* en buis de l'instrument *indien* ont été remplacés par des galets de métal, *cuivre rouge, acier d'Angleterre, laiton* et *acier d'Allemagne*, molletés ou creusés légèrement en sillons à leur surface, afin d'ajouter l'action mécanique des brosses ou gants de crin et autres à celle des métaux.

Les brosses métalliques peuvent donner les meilleurs résultats, dans tous les cas où la médecine a eu enfin l'heureuse idée de tirer parti des frictions à la peau.

Verges metalliques.

La fig. 6 représente des verges à flageller. On s'en sert toutes les fois qu'il faut agir énergiquement sur la peau ou sur les masses musculaires de différentes régions. Elles sont formées d'une centaine de fils de 1 millimètre de diamètre, des quatre métaux à peu près en égale proportion.

Busc de corset.

La fig. 7 représente un busc de corset vu sur ses deux faces : sur l'une d'elles *AA, cuivre rouge* et *cuivre jaune;* sur l'autre *BB, acier d'Angleterre* et *acier d'Allemagne.*

Armatures

La figure 9 représente la nouvelle forme d'*armatures métalliques*. L'appareil se compose de 10, 30, 40 et 50 petites plaques ou éléments, offrant alternativement d'un côté le *cuivre rouge* et le *laiton*, et sur le revers, l'*acier d'Angleterre* et l'*acier d'Allemagne* (1) ; chaque plaque peut présenter *en relief* un dessin ou une légende, pour indiquer les différents modes d'application, et donner en même temps aux métaux une certaine rugosité qui leur est quelquefois fort utile. Le contact *galvanique* des cuivres et des aciers est prévenu par un es-

(1) Tous ces appareils se trouvent à la PHARMACIE MÉTALLIQUE de la rue Vivienne. On y trouve encore un assortiment de bagues, colliers et bracelets de toute sorte pour la métallothérapie.

pare vide, où circule librement un lacet élastique, qui sert à fixer, et à tenir éloignés les uns des autres, tous les petits éléments de l'appareil.

Si l'on veut avoir sur la peau les deux cuivres ou les deux aciers, on applique l'armature d'un côté ou de l'autre, et lorsque les quatre métaux doivent s'y trouver à la fois, il suffit d'en retourner la moitié sur l'autre face, ou bien d'enfiler préalablement les éléments, de manière à offrir alternativement, des deux côtés, le *cuivre rouge*, le *laiton*, l'*acier d'Angleterre* et l'*acier d'Allemagne*. Il est extrêmement commode d'appliquer les quatre métaux sous cette forme, soit qu'il s'agisse d'en faire un simple bracelet, un tour de tête ou un collier, ou bien qu'il soit nécessaire d'avoir des ceintures de grande dimension, comme pour la préservation du choléra : aussi cette nouvelle forme d'armatures est-elle en possession maintenant de toutes nos préférences, et ne négligeons-nous jamais de l'adapter à tous les autres métaux, or, argent, etc., que vient à nous désigner l'exploration, après que le cuivre ou l'acier ont été reconnus sans influence. Ajoutons même que, sauf la nécessité des *applications humides*, des *frictions* et des *flagellations métalliques*, cet appareil peut suffire parfaitement à tous les cas, et que si nous ne nous sommes point borné, *pour les applications sèches*, à cette seule application de notre nouveau système, *que la modicité extrême de son prix rend encore plus précieuse*, c'était afin de nous mettre d'accord avec le goût, les sentiments, ou même les caprices de tous les malades.

(Fig. 10. Bains métalliques).

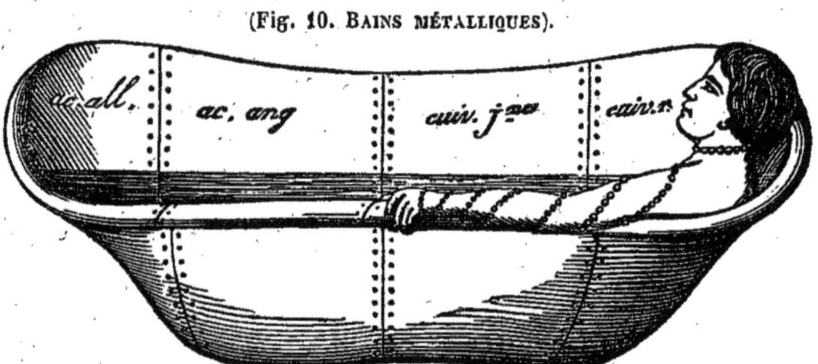

Aux Bains de Rivoli,
rue de Rivoli, 24 (ancien).

La fig. 10 représente une baignoire formée par égales parts des quatre métaux indiqués, ou mieux *des deux cuivres* ou *des deux aciers* seulement, pour appliquer par une très-large surface, aussi bien à l'*état sec* qu'à l'*état humide*, tantôt le *cuivre rouge* et le *laiton*, tantôt l'*acier d'Angleterre* et l'*acier d'Allemagne*, ou bien enfin ces *quatre métaux* à la fois. Dans ce dernier cas, la personne se place indistinctement à l'un ou à l'autre bout de la baignoire, et on la recouvre ensuite jusqu'aux parties supérieures du corps de *limailles* ou de *débris des quatre métaux*, comme s'il s'agissait d'un bain de sable ordinaire. Cette forme de bains convient plus particulièrement aux applications sèches, mais elle est encore peu usitée, à cause de leur prix élevé.

Pour les applications humides, ou les bains métalliques simples, le malade se place du côté des deux cuivres ou des deux aciers, suivant ses aptitudes particulières pour le métal; mais, si on a lieu d'hésiter entre le cuivre et l'acier, on lui prescrit de passer la moitié du temps sur un métal, et la seconde moitié sur l'autre. La baignoire est faite de telle sorte qu'elle puisse se mouler assez exactement sur les différentes saillies ou contours du dos, et pour augmenter les surfaces de contact, il faut recommander aux malades de laisser leurs membres toujours appliqués contre ses parois : si l'on voulait faire mieux encore, *sans recourir aux bains de limaille*, il faudrait entourer d'une armature les parties du corps qui ne peuvent point être mises directement en rapport avec le métal de la baignoire.

La durée du bain varie d'un quart d'heure à une heure et même plus ; on peut augmenter son action en y ajoutant 2 ou 3 kilogr. de sel de cuisine.

Dans tous les cas où l'on emploie des limailles, il faut choisir celles qui ne contiennent pas de poussière, et qui, comme les perçures de cuivre ou d'acier que l'on obtient dans la fabrication des boutons ou des perles, sont assez grosses et assez arrondies pour ne jamais pénétrer au dedans de la peau.

Nota. Dans le but d'augmenter encore les facilités de notre traitement, nous prévenons volontiers, surtout chez les personnes du monde, les petits inconvénients qui peuvent résulter de l'oxydation des métaux pour la propreté du corps, en faisant *dorer* ou *argenter nos bracelets, armatures, médailles* et *colliers*, etc. ; *mais à la condition très-expresse* qu'une expérience préalable nous a toujours bien averti d'avance qu'une très-mince couche du métal qui sert à faire cette opération *ne nuit pas sensiblement à l'action du cuivre ou de l'acier.*

Traitement préservatif.

S'il est un groupe de maladies où la médication préventive doive dominer, c'est assurément celui des névroses ; car non-seulement ces affections ont dans leur manière de se produire, ainsi que nous l'avons dit déjà, une logique parfaite qui, bien comprise, rend la préservation très-facile, mais encore parce qu'une fois qu'on les a laissées prendre droit de domicile, il n'est malheureusement que trop fréquent de voir leurs victimes vouées pour la vie à une longue suite d'infortunes.

Aussi ne saurait-on, de bonne heure, exercer trop de surveillance sur le système nerveux de tous les êtres qui présentent des antécédents fâcheux dans leur hérédité !.. S'agit-il, par exemple, d'un enfant dont le père et la mère sont tous deux névropathiques : que dès les premiers mois de sa naissance, on lui fasse porter un petit collier comme celui de la fig. 8, au lieu de ces petites sphères en os, en ambre ou en ivoire, qui ne sont probablement devenues d'un usage banal que parce qu'on n'avait rien de mieux à mettre à leur place. Lorsque viendra l'époque de la dentition, les quelques grains de métal dont le petit appareil se compose seront souvent très-utiles pour dépouiller le jeune sujet de l'excès de force nerveuse, qui se traduit si souvent alors en une grande agitation, et quelquefois par de funestes convulsions. Au besoin même, il faut savoir y ajouter un anneau de la forme de ceux de la fig. 5, mais assez grand pour s'appliquer alternativement à l'un ou à l'autre bras, immédiatement au-dessus du coude, et si cela ne suffisait pas à diminuer au moins l'agitation du petit malade, c'est que pas un des quatre métaux ne lui serait approprié. Dans ce cas, on ferait bien de tenter une exploration métallique sur les parents, et de remplacer les deux métaux cuivre et acier par le métal qui aurait alors le mieux réussi.

L'enfant a grandi ; les convulsions, la coqueluche, et les autres accidents nerveux de la première enfance, ne sont plus à redouter. Si c'est un garçon, maintenez l'application du métal au-dessus des coudes ; si c'est une demoiselle, sa coquetterie naissante lui fera préférer sans doute un bracelet de cuivre ou d'acier, surtout si vous prenez soin d'en faire dorer ou argenter la surface extérieure, à moins qu'elle n'aime mieux garnir ses doigts d'une ou plusieurs bagues, dont il vous sera toujours loisible de soumettre la forme à ses petits caprices. Ne faites point fi, dans aucun cas, de ce simple *moyen de spoliation*, ainsi que de nos médailles, car le succès des anneaux de Georget (1) vous prouverait au besoin qu'il n'y a pas plus de petits moyens en médecine qu'en politique.

Que de personnes névropathiques ne doivent, à leur insu, la diminution, sinon la disparition complète, d'une migraine ou de tout autre phénomène nerveux périodique, qu'à ce que les caprices de la mode sont un jour venus leur apporter le métal approprié sous la forme d'un brace-

(1) Il nous arrive quelquefois de rencontrer des névropathiques qui sont analgésiques dans les membres supérieurs, partout ailleurs qu'au voisinage d'une bague, dont le métal, *or, argent, cuivre* ou *acier,* se trouve leur être parfaitement approprié.

let ou même d'une simple bague de quelque dimension, et combien de malheureuses dames, affectées périodiquement de spasmes atroces ou de violentes douleurs névralgiques, se trouveraient tout au moins soulagées par ce seul mode de spoliation, si, à notre exemple, on prenait quelquefois la peine d'en tirer parti au moyen des bijoux qui leur sont le plus agréables!!

En Angleterre, les dames font un fréquent usage de l'acier sous ces deux formes, et ce métal, qui nous rend journellement de si grands services avec le cuivre, venant ajouter son action bienfaisante aux effets salutaires d'une bonne éducation physique et d'une meilleure hygiène, il pourrait bien ne pas être tout à fait étranger à la moindre fréquence des affections nerveuses que nous avons cru remarquer, pendant un séjour de plusieurs mois à Londres et à Brighton, chez les ladies de ce grand pays (1).

Jusqu'à l'époque de l'adolescence, éloignez les deux enfants d'une vie trop sédentaire ou trop studieuse, et prenez grand soin de fortifier leur système musculaire par toute sorte d'exercices appropriés à leur sexe. C'est ici que la gymnastique vous rendra souvent de véritables services, et si, dans les différents exercices des bras, sur lesquels il faut surtout insister, à moins de contre-indication spéciale, la jeune fille venait à perdre quelque chose de la gracilité de ses mains, rassurez-vous, son mari trouvera d'amples dédommagements dans la fraîcheur de son teint et dans la richesse de sa taille. Faites ensuite que la jeune fille qui va devenir pubère se trouve à l'abri des émotions de toute espèce, et gardez-vous, pour ce motif, de lui permettre des relations prématurées dans le monde. Que son corset serve seulement à maintenir ses formes, sans exercer de constriction sur la taille; que sa couchette soit plutôt dure que molle, et que le sommeil, commencé à des heures régulières, ne se prolonge pas au delà du strict nécessaire. Nous ne devons pas en effet perdre de vue que, dans le repos de la nuit, nous amassons beaucoup et que nous ne dépensons guère. Le matin, au sortir du lit, lotions froides sur tout le corps, alors même que le sujet, par sa faiblesse apparente, semble bien peu les réclamer, suivies de quelques frictions sèches sur les membres; et enfin alimentation fortifiante, sans la porter jamais jusqu'à une excitation abusive.

Si vous observez avec soin ces différents préceptes, qu'indique une saine raison autant que l'expérience, la puissance nerveuse sera ainsi maintenue dans un juste équilibre; la jeune fille ne perdra rien de sa sensibilité ni de sa force musculaire, et vous verrez ensuite la menstruation s'établir sans difficulté à l'époque marquée par la nature. Dans le cas contraire, craignez les orages pour ce moment très-critique de la vie des femmes. Si la fonction nouvelle est difficile à s'établir, vous aiderez puissamment les efforts expulsifs de l'utérus par une armature des quatre métaux, que vous ferez porter dans le jour autour des reins et sur le bas-ventre, et la nuit au voisinage des organes sexuels.

Chez l'adolescent, les accidents nerveux, d'ailleurs moins à craindre, seront aussi plus faciles à conjurer; il suffira pour cela de lui faire observer les prescriptions générales d'hygiène que nous avons notées précédemment, de veiller à ses relations, à ses nouvelles habitudes, dès que l'heure des passions aura sonné, et de fortifier en lui le goût que nous avons presque tous, à cet âge, pour les armes, l'équitation, la chasse et les divers exercices du corps, afin de lui donner une occasion agréable de dépenser avec fruit les richesses de son innervation.

A l'aide de ces simples précautions, l'âge mûr viendra sans traîner à sa suite le triste cortége des maladies nerveuses de notre époque: l'homme sera robuste, la femme une mère féconde, et si plus tard ils ont su l'un et l'autre ne se laisser jamais abattre ou exalter par les chagrins ou les joies de la vie, ils auront le bonheur d'arriver tous deux, paisiblement et sans orages, à cette période de l'existence où le système nerveux cesse enfin d'exercer sa funeste prépondérance.

(1) On trouve quelques faits épars dans la science qui auraient pu mettre les médecins sur la voie d'une véritable bijouterie hygiénique; ainsi, indépendamment des succès avérés des *boucles d'oreilles* dans certaines ophtalmies des enfants, des *bagues de Georget*, les ÉPHÉMÉRIDES DES CURIEUX DE LA NATURE rapportent l'observation d'une jeune fille qui fut guérie d'une grave paralysie à l'aide de *bijoux* et de *monnaies d'or* que le hasard, sans doute, avait appris à lui faire porter.

Traitement curatif.

Mais, si le génie du mal triomphe, soit hélas! parce que personne n'a su tracer aux malades les règles d'une bonne hygiène, soit par toute autre cause; que les désordres nerveux se traduisent par une *migraine*, un *rhumatisme*, des *névralgies* ou *viscéralgies* de la *tête*, du *cœur*, des *entrailles*, de l'*utérus*, de la *vessie*, etc., ou bien par des *spasmes de tel ou tel autre organe*, de l'*estomac*, du *cœur*, des *poumons* (asthme), etc., *que les spasmes soient généraux* (attaques d'hystérie) ou *partiels* (palpitations du cœur), qu'ils s'accompagnent de perte de connaissance ou non, qu'il y ait *hypochondrie*, *mélancolie*, *ou bien encore des désordres plus graves du moral ou de l'intelligence*, sauf de rares exceptions, et à la différence d'intensité près, l'affection, nous l'avons déjà dit, est absolument la même, malgré ces formes si diverses de *névropathie*, et réclame dans tous les cas le même traitement.

Quels sont les métaux qu'il faut appliquer?

La première question qui se présente pour appliquer utilement une de nos *nouvelles armatures* (ce que nous allons dire pour ces appareils s'applique également à tous les autres), c'est de savoir à quels métaux des *deux cuivres* ou des *deux aciers* il faut donner la préférence.

Lorsqu'il s'agit des *crampes du choléra* ou de la préservation de ce fléau, la réponse n'est pas douteuse, et c'est le *cuivre* qu'il faut appliquer directement à la peau; mais, dans le traitement des névroses, voici comment il faut procéder. Si le temps presse, si l'on a à faire avec l'un de ces accès nerveux qu'il importe d'arrêter immédiatement, comme une violente attaque de nerfs, un délire furieux, etc., appliquer aussitôt tous les quatre métaux à la fois, en donnant aux petits éléments (cuivre et acier) l'une des deux dispositions que nous avons indiquées dans la description des armatures.

Dans les circonstances ordinaires, le sujet a-t-il été traité antérieurement par des préparations martiales, *et il est bien peu de névropathiques qui, de nos jours, n'aient point usé du fer sous quelque forme*, si l'administration de ce métal lui a rendu des services, ce sont les deux aciers qu'il faut appliquer; dans le cas contraire, c'est en faveur du cuivre qu'existe la présomption; celle-ci sera même d'autant mieux fondée, que le malade aura déjà offert des signes plus manifestes de somnambulisme. Nous avons vu en effet qu'il résulte de nombreuses expériences, *fort importantes pour l'avenir du magnétisme animal ou du somnambulisme, que tous les sujets somnambules* sont sensibles à l'*action du cuivre, et réciproquement, de telle sorte que ce métal, dont nous avons commencé à faire connaître les propriétés en ce cas merveilleuses, aussi bien que celles tout opposées de l'acier, est comme une pierre de touche très-précieuse pour désigner à l'avance les différentes aptitudes à cet état maladif que nous connaissons sous le nom de somnambulisme*.

Mais le malade est-il vierge de toute espèce de traitement, n'a-t-il jamais offert de traces de somnambulisme, ou bien les renseignements que l'on peut tirer de ses antécédents sont-ils insuffisants, dans ce cas, il y a trois partis à prendre:

1° Faire une exploration des deux métaux sur la sensibilité des avant-bras, toujours avec le soin de tenir un compte exact de la différence qu'il y a entre la *sensibilité de tact et la sensibilité de douleur*. Pour cela, appliquez le plein de l'armature sur la nuque et faites-la descendre ensuite en spirale, moitié sur le bras droit du côté des cuivres, et moitié sur le bras gauche du côté des aciers. Une heure après, le retour complet ou l'augmentation relative de la sensibilité d'un côté ou de l'autre vous dira précisément, 60 à 70 fois sur 100, quel est le métal convenable.

2° Si cette exploration, quoique d'une simplicité extrême, vient cependant à présenter la moindre difficulté, comme alors le malade ne peut rien perdre pour attendre, on se contentera d'appliquer l'armature du côté des deux cuivres ou des deux aciers, et trois ou quatre jours ne se seront pas écoulés, que déjà la persistance de la maladie nerveuse, ou l'amendement de ses principaux phénomènes, suffira pour avertir sûrement le malade comme le médecin de retourner l'armature sur l'autre face, ou de continuer la même application.

3° Enfin, dans le cas où il reste du doute sur l'action du cuivre ou de l'acier, faire porter à la fois les quatre métaux de l'appareil, comme lorsque nous avons supposé l'urgence, et si le malade n'en ressent aucun bien, comme cela doit arriver déjà 30 à 40 fois sur 100, alors que ni les deux cuivres ni les deux aciers ne sont nullement appropriés, ou bien il faudra y suppléer par une exploration métallique plus variée, ou *les aptitudes métalliques du patient se trouvant dissimulées*, on cherchera à les mettre en évidence par les divers moyens que nous allons indiquer.

Dans tous les cas, éviter de fatiguer les malades par des applications qui seraient certainement inutiles, si, dès les premiers jours, on ne voyait survenir quelque amélioration.

(Fig. 11. MODE D'APPLICATION).

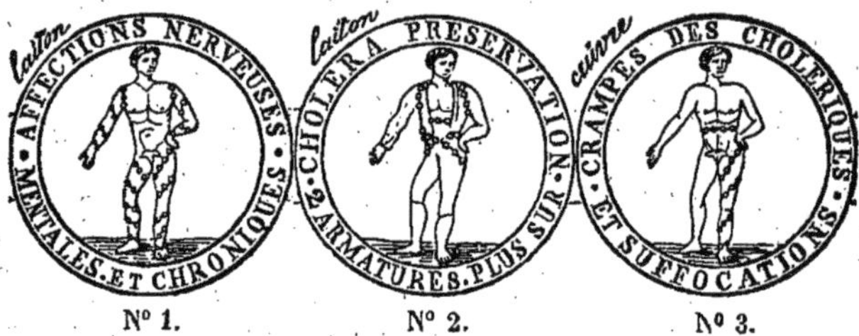

N° 1. N° 2. N° 3.

Nous avons trop insisté sur le véritable siége des névroses, ou sur la relation de cause à effet qu'il y a entre les *phénomènes négatifs* et les *phénomènes positifs* de toutes ces maladies aiguës ou choniques, pour ne pas nous croire dispensé de rappeler que, sous peine de n'obtenir tout au plus que des résultats palliatifs, c'est surtout aux premiers phénomènes, *analgésie, anesthésie, amyosthénie, aménorrhée*, etc., que les applications de métal doivent s'adresser, aussi bien que tous les autres modes de traitement.

Soit, par exemple, une *gastralgie*, une *migraine*, un *tic douloureux de la face*, une *angine de poitrine*, un *asthme nerveux*, des *hallucinations*, une *disposition monomaniaque*, etc., etc., ou bien une affection nerveuse plus grave, *hystérie*, *hypochondrie*, *mélancolie*, *délire*, *etc.*

Pour le jour, porter tout autour du tronc une armature de 2 mètres pour les enfants, et de 4 pour les adultes. Peu importe le mode d'application, si, dans les mouvements de la journée, l'appareil ne produit aucune gène, et n'est point sujet à se déplacer. Par exemple, appliquer l'armature dans son milieu, chez l'homme, sur la poitrine même, et chez la femme, un peu plus bas, pour ménager les seins. De là les deux chefs de l'armature seront dirigés en arrière, vers la région des lombes, puis ramenés en avant, pour venir s'attacher sur le ventre dans le premier cas, et pour être conduits, chez la femme, jusqu'au niveau de la partie supérieure des cuisses, afin de comprendre l'utérus et les anses intestinales dans le plus proche voisinage du métal.

Une autre disposition fort commode est celle que nous avons indiquée pour la préservation du choléra (fig. 11, n° 2).

Pour la nuit, une première fois application symétrique de la même armature, d'abord sur la nuque, puis directement en avant sur le haut de la poitrine jusque vers le creux des aisselles, d'où l'on fera ensuite descendre en spirale les deux chefs de l'appareil jusqu'au niveau du poignet, autour duquel le lacet suffira lui-même à les fixer (fig. 11, n° 2).

Le lendemain au soir, à l'heure du coucher, deuxième application du plein de l'armature, d'abord sur les reins en arrière, puis en avant sur le ventre jusqu'au niveau du pli de l'aine, et descendez ensuite vers la cheville du pied, en enroulant les petits éléments tout autour des jambes, comme il a été déjà fait la veille pour les bras. Mais, comme l'armature est rarement assez longue pour garnir suffisamment les deux jambes à la fois, on fera mieux encore de ne les armer qu'à tour de rôle, et de deux jours l'une (comme fig. 11, n° 3).

Continuer de même jusqu'au 4e ou 6e jour, passé lequel, il faut en général suspendre l'usage des métaux pour un nombre de jours, égal de moitié à celui de leur application.

Dans les premiers jours du traitement, les applications devront être permanentes, et les malades garderont jour et nuit leur armature, à moins qu'ils ne soient d'une sensibilité extrême au métal, qui se traduit alors quelquefois par une aggravation momentanée des symptômes (1). Dans ce cas, ainsi que lorsqu'on aura commencé à marcher vers la guérison, diminuer la durée des applications, et les éloigner de distance; garder le métal deux ou trois heures seulement, et l'appliquer un jour entre autres, et même moins tous les deux ou trois jours, par exemple. Il ne faut pas oublier en effet que les malades peuvent s'habituer à tout, même aux métaux, et qu'abuser de leur application ce serait s'exposer à perdre ou à atténuer des avantages qu'il faut savoir ménager dans le traitement, hélas! si difficile et si long de toutes les affections chroniques En même temps, le sujet se conformera à toutes les prescriptions d'hygiène que nous avons indiquées pour la préservation, et pratiquera le matin des lotions froides, stimulantes même par l'addition de $\frac{1}{5}$ d'ammoniaque, surtout sur les membres, en y ajoutant quelques frictions avec des brosses de flanelle ou des gants de crin, et mieux encore avec des *brosses métalliques*, qui ont l'avantage de réunir à l'action mécanique celle des quatre métaux les plus actifs de notre système de traitement.

En outre, si cela devenait nécessaire, fustigations sur les muscles paresseux avec des verges métalliques, et, à leur défaut, avec de petites verges de bouleau, dans le but de leur imprimer une vitalité salutaire.

Nota. Pour les applications du jour comme de la nuit, les petites plaques ou éléments de l'armature doivent toujours être espacés les uns des autres, de manière à occuper toute la longueur du lacet, qui reste libre seulement à ses deux extrémités, dans une étendue de 10 à 15 centimètres, pour être attaché plus facilement; plus dans 15 ou 20 centimetres de son milieu, lorsque la partie moyenne de l'armature doit porter sur la nuque.

Aptitudes métalliques dissimulées.

Un mot maintenant sur ce que nous avons appelé les *aptitudes métalliques dissimulées*, et sur les différents moyens de les mettre en évidence.

La mobilité du système nerveux ou de la force nerveuse, et nous pourrions dire tout aussi bien, d'une manière générale, l'*impressionnabilité*, qu'elle se manifeste seulement par une rougeur subite de la face, quelques palpitations au cœur, ou un effet moral que rien ne vient trahir à l'extérieur, ou bien qu'elle se décèle par un tremblement de tout le corps, des évacuations abondantes, des lipothymies ou quelquefois même du délire, se reconnaît et se mesure d'après l'instantanéité des effets, et le défaut de proportion qu'il y a entre ceux-ci et la cause qui les amène.

La mobilité nerveuse varie à l'infini: sans parler des différences qui existent à cet égard entre les deux sexes et les différents âges, entre les habitants des villes et ceux de nos campagnes, entre les artistes et les artisans, entre les personnes du monde et celles dont le système nerveux s'est habitué de bonne heure à présider aux différentes fonctions d'une vie plus régulière, etc. etc., les mouvements de la force nerveuse peuvent offrir de grandes variations chez les individus qui semblaient cependant soumis aux mêmes influences. Ainsi il arrive de rencontrer dans le même milieu social des personnes dont le système nerveux est si fixe et si peu mobile que rien ne peut les émouvoir, et que le plus violent cataclysme ne saurait lui-même les empêcher un instant de s'appartenir complétement; tandis que d'autres, placées à l'autre bout de l'échelle, sont d'une mobilité nerveuse si maladi-

(1) Cette circonstance, relatée d'abord par M. le Dr Pierre, dans une de ses remarquables observations, a donné lieu à un mémoire de M. le Dr Perry, qui a été l'un des actes principaux du congrès homœopathique tenu à Paris en 1851. (V. *de l'Analgesie et de l'emploi des métaux à l'extérieur*, par le Dr J. Perry, novembre 1851), au journal de la Société gallicane de médecine homœopathique.

vement exagérée, que le moindre bruit inopiné, la plus petite nouvelle suffit souvent pour les jeter comme hors d'elles-même ou tout au moins pour troubler quelques-unes de leurs fonctions. Chez celles-ci, et pour mieux dire chez ces malades, rien n'est facile comme de produire à peu de frais de grandes perturbations dans la force nerveuse, de la déplacer de sur un organe où sa trop grande accumulation commençait déjà à déterminer l'exagération pathologique de la fonction avec toutes ses conséquences, pour la répartir plus uniformément ou la soustraire à l'aide du métal. Chez les autres, celles dont le système nerveux n'est point mobile, rien de plus heureusement rebelle que cette même force à l'état physiologique, et ce n'est que lorsque, par le fait même de la maladie, elle a perdu de sa fixité, qu'on peut espérer de la rendre obéissante. Dans le cas opposé, nous voulons dire celui où ce système n'a pas encore acquis un degré de mobilité suffisante, appliquez sur les malades une plaque de métal, aussi large que vous le voudrez, et bien que celui-ci puisse leur être parfaitement approprié, le fluide nerveux, sollicité seulement d'un côté comme 2, et maintenu de l'autre, comme 4, par exemple, restera emprisonné dans l'organisme, ou du moins ne se laissera soustraire que d'une quantité souvent inappréciable ; vous serez alors en présence de ce que nous avons appelé les *aptitudes métalliques dissimulées*.

En cet état, multipliez, si vous le voulez, les applications métalliques, et vous n'en obtiendrez jamais rien : 1° que si vous augmentez la puissance d'attraction du métal, 2° ou si la *force nerveuse vient à perdre de sa fixité*, soit par vos propres efforts, soit par les effets continus de la maladie nerveuse elle-même, ou bien enfin par de nouvelles causes, telles que des émotions successives. On remplit souvent la premiere indication, tantôt en substituant des applications humides aux applications sèches, et d'autres fois en donnant au metal une surface rugueuse, au lieu d'une surface lisse : dans ce dernier cas, il se passe, au point de vue de l'activité du métal, quelque chose d'analogue à ce que nous observons tous les jours dans nos maisons, lorsqu'on a exposé au même foyer deux vases dont l'un est aussi parfaitement lisse et poli, que l'autre est noir et bosselé.

Parmi les applications humides, les plus simples sont celles que l'on obtient par l'interposition d'une compresse ou de quelques tours de bande légèrement humide entre le métal et la peau, et mieux encore celles qui résultent de l'application d'une armature ou chaîne dans un bain d'eau ordinaire, ou avec addition de sel de cuisine, 2 ou 3 kilogrammes ; au-dessus de celles-ci se trouvent les bains *métalliques spéciaux*.

Lorsque les applications doivent agir surtout topiquement, si le malade est sensible au cuivre ou à l'acier, on se trouvera parfaitement d'une sorte de cataplasme que l'on fait avec, par exemple, limaille de cuivre ou d'acier, 500 grammes, et quantité suffisante de dissolution très-concentrée de gomme. Ce cataplasme, qui, bien entendu, doit être mis à nu sur la peau, ou n'en être séparé que par de la gaze, est un excellent mode d'application, et tout récemment, nous nous en sommes servi, avec beaucoup de succès, sur M. le marquis X..., pour faire cesser un affreux torticolis qui durait encore depuis huit mois, malgré toute sorte de traitements.

Pour satisfaire à la seconde indication, *ou mettre les aptitudes métalliques en évidence*, il nous arrive souvent d'employer à l'intérieur les substances qui sont reconnues comme les plus efficaces pour exercer sur le système nerveux central une action expansive ou périphérique : exemple, la *strychnine*, l'*aconit*, le *sulfate de quinine*, etc. La préparation à laquelle nous donnons plus volontiers la préférence est la teinture de noix vomique, à la dose progressive de 5 à 20 gouttes le matin et le soir, dans deux ou trois cuillerées d'eau sucrée. Lorsque cela ne suffit pas pour déloger l'ennemi, nous alternons avec de petites doses de sulfate de quinine ou d'aconit, alcoolature, imitant en cela les procédés de la nature qui parvient avec la goutte d'eau à creuser la roche la plus dure, ou bien encore ceux de ce chirurgien habile, qui n'emploie que de tres-petits coups pour briser, dans la vessie, les pierres les plus dures. Il y a bien encore d'autres moyens, qui, contre les résistances les plus opiniâtres du système nerveux à la métallothérapie, peuvent rendre quelquefois de très-grands services ; mais ce serait nous obliger à de trop longs développements que d'en dire seulement le nom. Contentons nous de répéter ici, puisqu'une dernière occasion nous en est offerte, qu'il ne faut point fatiguer les malades par des applications qui seraient très-certainement stériles, si, même avec les différents moyens que nous venons d'indiquer, la sensibilité et la motilité ne donnaient aucun signe d'amélioration à l'aiguille ou au dynamomètre.

Hélas ! il faut bien le reconnaître pour notre honorabilité, la *métallothérapie* est loin d'être *toujours* un moyen assuré de guérison. Mais si notre traitement n'est point la *panacée* des maladie nerveuses, nous avons le regret d'affirmer que là où les métaux, à l'extérieur ou à l'intérieur, viennent à échouer, en général la médecine n'a plus grand'chose à faire, et que l'hygiène, l'exercice, et surtout le temps auront seuls raison de l'affection. Cependant ce n'est pas là un jugement sans appel. car de même que l'on voit quelquefois des maladies rebelles aux traitements les mieux appropriés, céder ensuite à des moyens, qui, vingt fois déjà avaient échoué, de même il pourra se faire qu'une névrose, sur laquelle la métallothérapie aura été sans action, guerisse sous l'influence d'un traitement beaucoup moins efficace.

Nous avons vu, par exemple, l'*électricité*, qui, dans les circonstances ordinaires, ne donne trop souvent que des résultats fort au-dessous de ceux que permettaient d'espérer la haute réputation qu'on lui a faite, guérir ou tout au moins soulager des névroses complètement réfractaires à l'action des métaux ; mais pour cela nous devions, contrairement à ce qui se fait d'ordinaire, l'appliquer sur les membres à la façon de nos métaux, c'est-à-dire sur le véritable siége de l'affection.

Ainsi madame X..., qui nous avait été confiée par le Dr P., pour les désordres de l'intelligence dont nous avons parlé plus haut, fut heureusement traitée par de fréquentes et longues applications d'électricité sur les membres, bien que déjà tous les autres moyens, y compris les métaux, eussent complétement échoué.

Un Anglais, mylord X..., tourmenté d'une *affection hypochondriaque* très-ancienne, et M. X..., qui avait gagné en province, dans la vie sédentaire de magistrat, une violente *gastralgie* avec *névralgie sciatique*, furent guéris en 1852 par le même moyen. Mais ce sont là des cas tout exceptionnels, et nous pourrions leur opposer, pour confirmer la règle, nombre de vaines tentatives que nous avons faites avec le même agent, le *magnétisme*, l'*électro-magnétisme*, l'*hydrothérapie*, la *gymnastique* et la *thérapeutique la plus variée* sur des NÉVROPATHIQUES que l'essai inutile de nos métaux nous avait déjà permis de regarder comme à peu près incurables.

Pour toutes les observations et les nombreux détails qui ne pouvaient trouver leur place dans un aussi court espace,

Voir :

Dans les *Bulletins des Académies des sciences et de médecine* et les *divers journaux de médecine*, le compte rendu des séances depuis 1849.

Dans les *collections des quatre dernières années de la Gazette médicale* de Paris, différents mémoires de l'auteur sur le traitement des crampes des cholériques, des paralysies, de la chlorose, du choléra, etc. etc., et le

Mémoire de *M. le Dr Salneuve* (1852) : Observations de guérison par les armatures de *cuivre*, de *laiton*, d'*acier* et de *métal des cloches*, recueillies à la Maison de santé de Dubois, dans les services de MM. les docteurs Monod et Duméril, par MM. Salneuve et Liendou, internes du service.

Dans notre *these inaugurale pour le doctorat*, février 1851. ; les détails que nous y avons consignés sur notre doctrine des névroses, la marche et le traitement de ces maladies; plus les observations remarquables de guérison, recueillies et publiées par MM. les internes S. Pierre et Coffin, à l'Hôtel-Dieu et à l'Ourcine.

L'Union médicale, 1849 et 1852.

L'*Écho du Val-de-Grâce*. Observations recueillies dans le service de M. le professeur Lévy, par MM. les docteurs Masselot et Krug.

Le Moniteur des hôpitaux, 1853 : paralysie atrophique déclarée incurable, guérie à l'Hôtel-Dieu par une armature de laiton, dans le service de M. Rostan.

Le *Journal de la Société gallicane*, 1852 : mémoire de M. le Dr J. Perry sur l'emploi des métaux, lu au congrès homœopathique tenu à Paris en 1851; et le Mémoire de M. le Dr Escalier, sur les applications du cuivre dans le choléra.

Le journal *The Zoist*, du professeur John Elliotson, à Londres : *Nervous affections metallotherapia or metal cure, by Dr Burq, of Paris; New properties of metals illustrated through mesmerism*, july, october 1852-1853.

Enfin *The medical times*, 1852; *The british homœopatic times, by Dr Dudgeon*, 1851 et 1853.

Procédé pour nettoyer les armatures.

Au bout de quelque temps de leur application, deux, trois ou quatre jours, suivant les personnes, leur transpiration habituelle, et le degré des effets du métal, les ARMATURES prennent, du côté du cuivre, une teinte vert sombre, et du côté de l'acier, une couleur brune, qui indiquent déjà la formation du vert-de-gris et de la rouille.

Ces deux oxydes ou sels, dont la formation est nécessaire, ne peuvent point avoir de sérieux inconvénients; ils sont même utiles, mais à la condition de ne pas s'accumuler en trop grande quantité; car alors non-seulement ils salissent la peau désagréablement (1), et peuvent donner lieu à une petite éruption, mais encore ils sont susceptibles d'intercepter l'action des métaux, si même, dans certains cas d'une négligence, il est vrai, fort rare, ils ne déterminent quelques accidents, comme en produisent tous les sels de cuivre lorsqu'ils sont donnés à l'intérieur à faible dose.

Il importe donc de ne pas laisser les choses arriver jusque-là.

C'est dans ce but qu'on fera sagement de frotter l'armature toutes les vingt-quatre ou quarante-huit heures au moins, entre deux linges un peu rudes et soyeux, un morceau de couverture de coton, par exemple, sans compter que tous les quatre ou cinq jours on sera tenu de nettoyer complétement l'appareil par les procédés ordinaires;.....

L'acier, avec une peau de buffle garnie de la même brique jaune qui sert, dans les ménages, au polissage des couteaux, et, à son défaut, avec du papier de verre;.....

Le cuivre et le laiton, avec une brosse à soldat et un peu de tripoli ou de blanc d'Espagne, et, si cela ne suffisait pas, prenez de l'eau de cuivre.

Pendant ces deux opérations, la petite pince d'acier que nous avons ajoutée à la boîte de l'appareil suffira pour garantir le lacet, si vous fixez ses deux crochets dans l'ouverture de la médaille, entre le plat du lacet et le métal qu'il s'agit de passer sur la brosse ou sur la peau de buffle.

(1) Ces taches s'enlèvent facilement à l'aide de quelques lotions d'eau de savon, ou d'une solution légère de sel d'oseille : une ou deux pincées pour un verre d'eau.

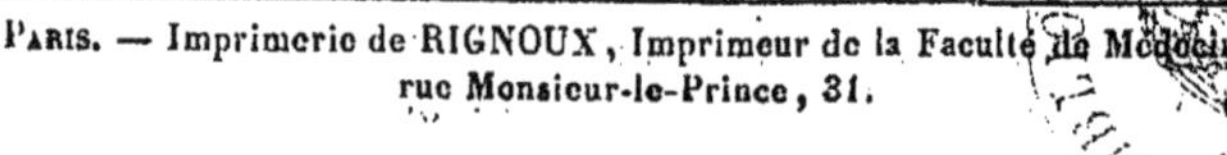

PARIS. — Imprimerie de RIGNOUX, Imprimeur de la Faculté de Médecine, rue Monsieur-le-Prince, 31.

www.ingramcontent.com/pod-product-compliance
Ingram Content Group UK Ltd.
Pitfield, Milton Keynes, MK11 3LW, UK
UKHW020512230726
13925UKWH00005B/2146

9 782013 692083